schicke Pantoffeln

Zuckerdose

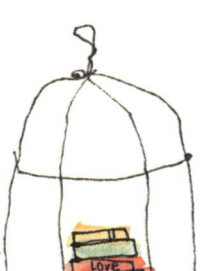
Lesefutter

Teeservice
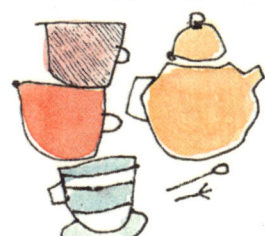

Lavendelduft fürs Kissen

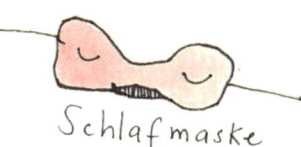
Schlafmaske

Bettsocken

Wärmflasche
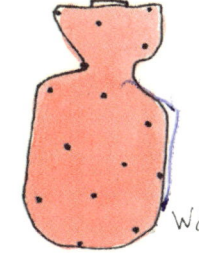

Bleistift und Pinsel

Tagebuch
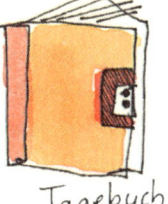

Traumfänger
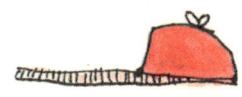

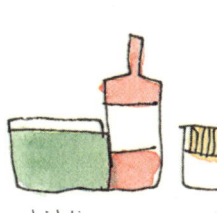
SoulFood

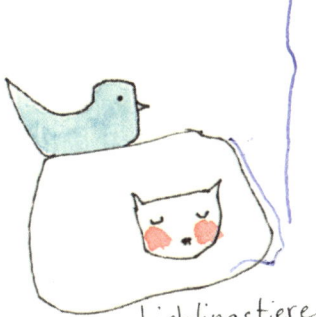
Lieblingstiere

Lieblingscremes und andere Wundermittelchen

Schlafmütze
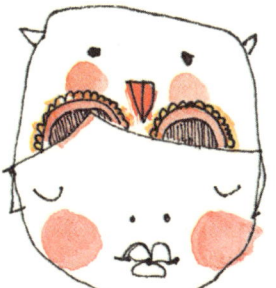

Hausschuhe und Zehensocken

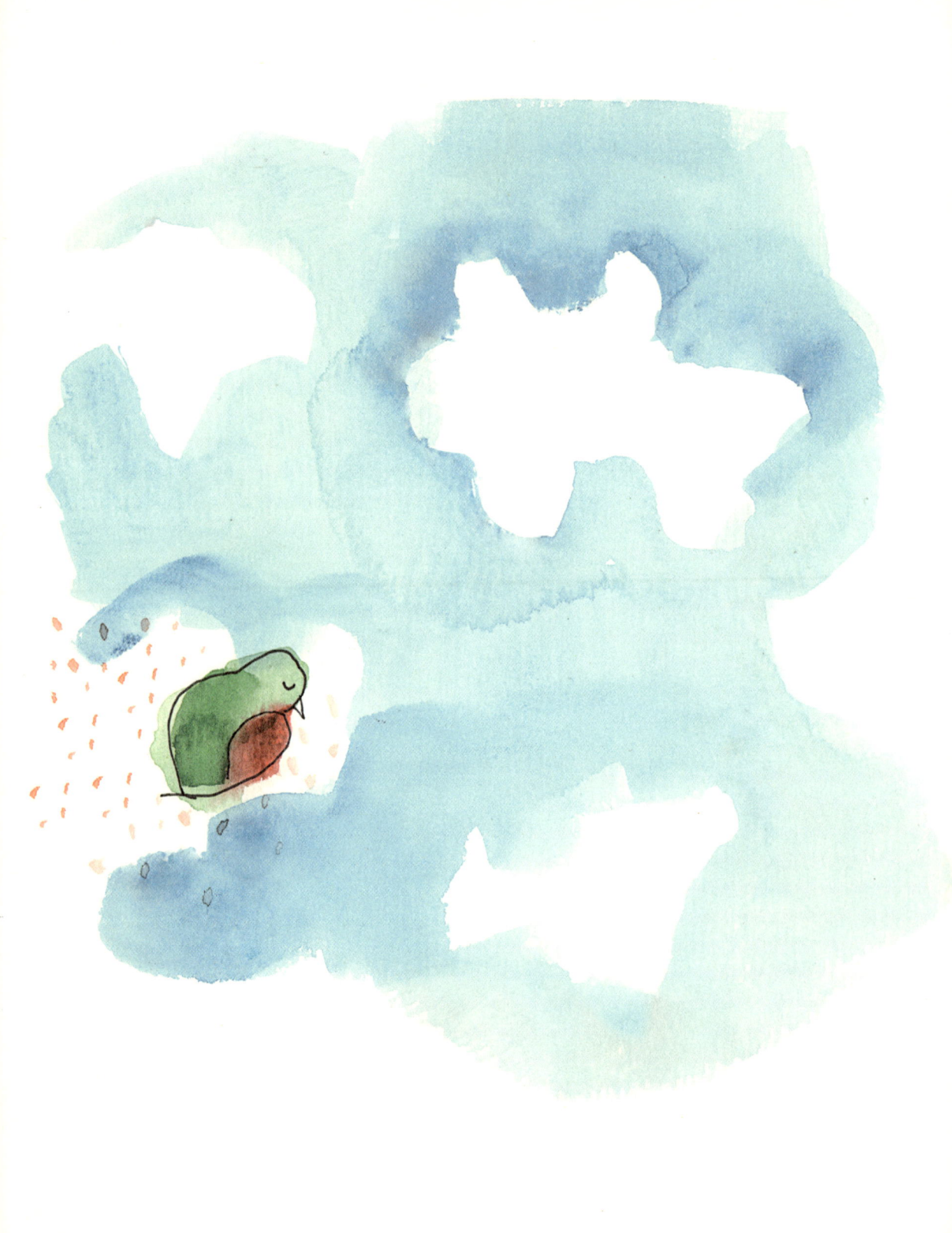

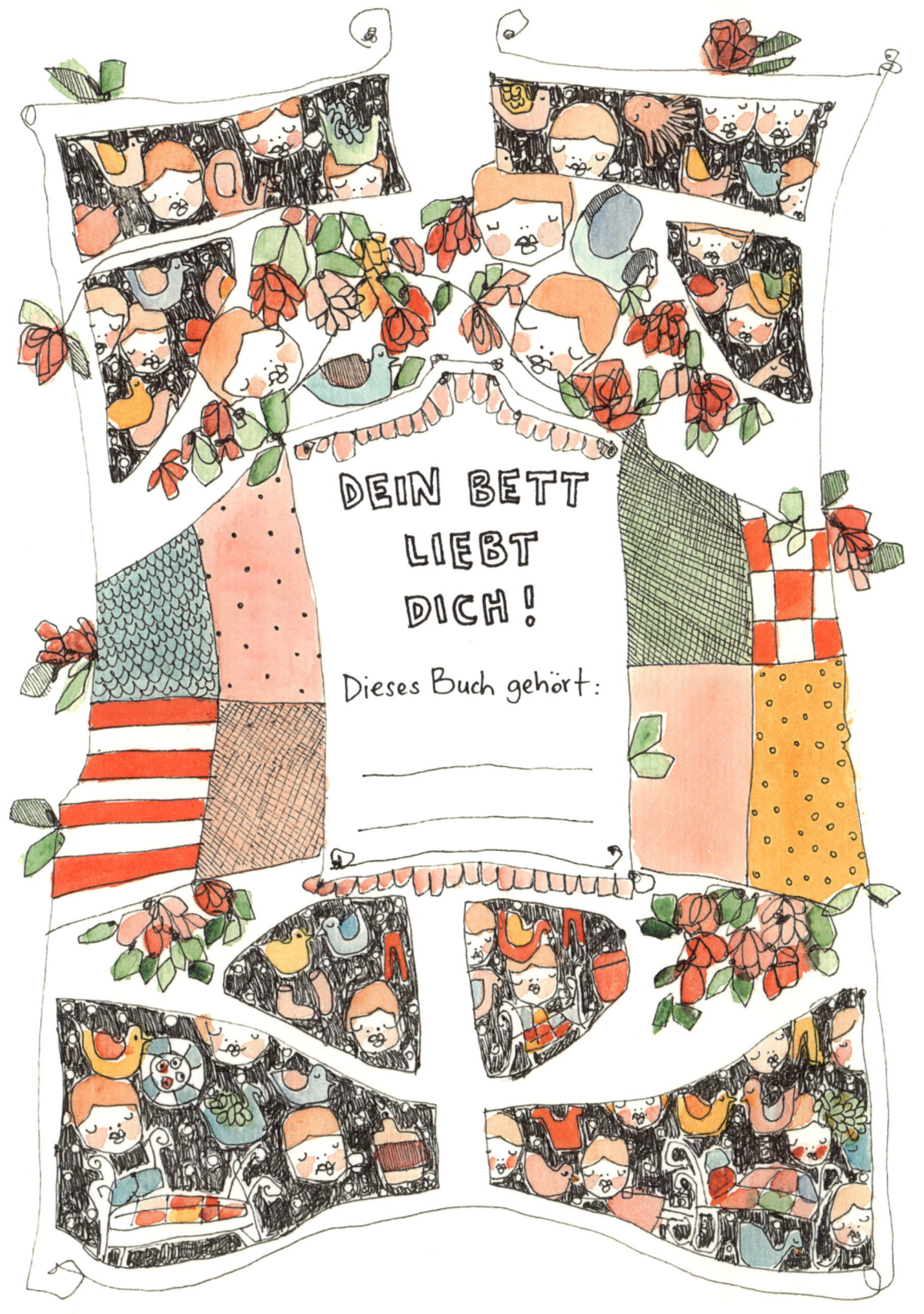

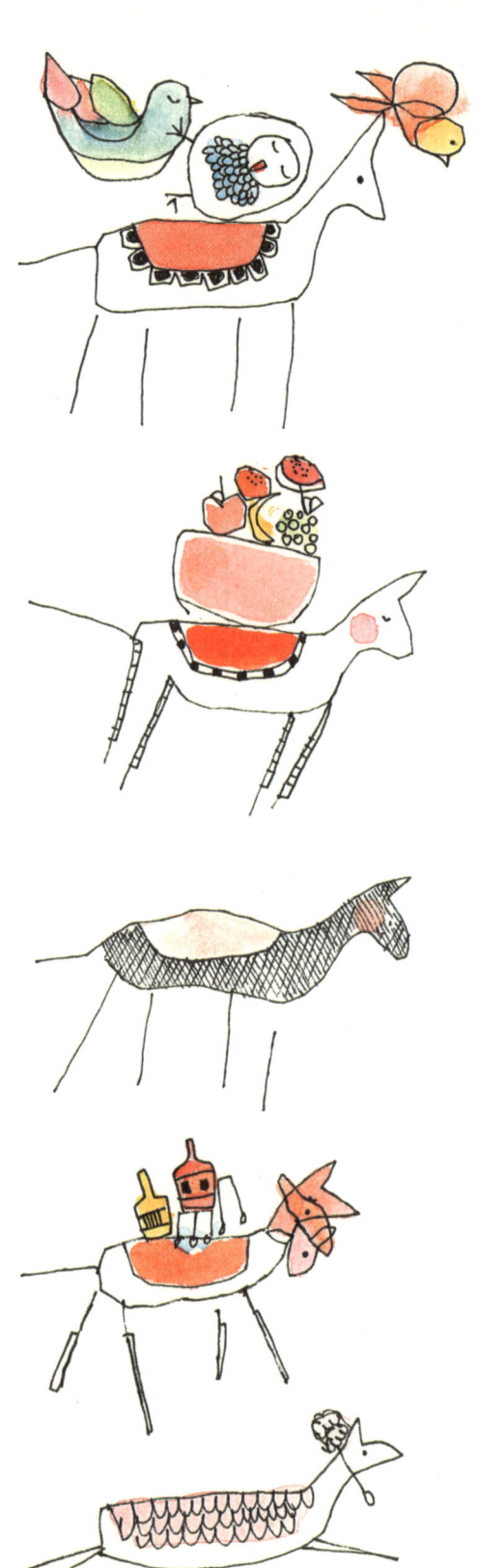

Du bist müde?

Fühlst dich schwach?

Oder alt?

Du hast zu viel gefeiert

Oder hast es einfach gern gemütlich?

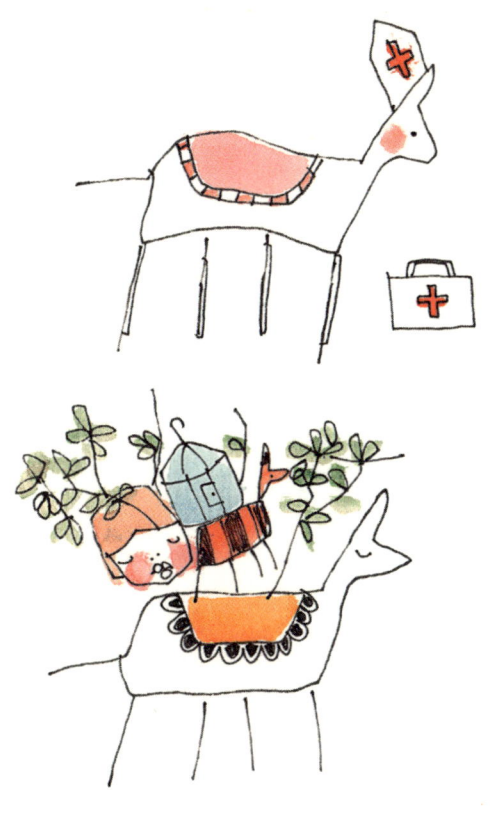

Du fühlst dich nicht wohl?

Bist ein Träumer?

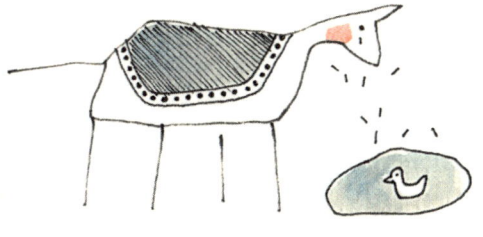

Oder bist ein bisschen traurig?

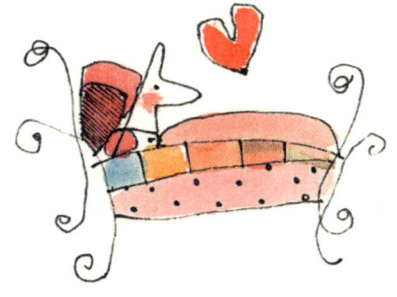

Du liebst dein Bett?

Wie alle Lebewesen haben auch wir Menschen unsere guten und schlechten Zeiten.

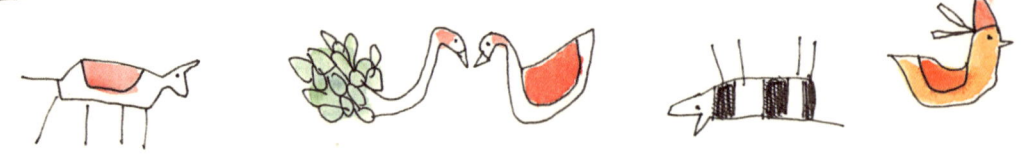

Es gibt Tage, da ist man im Bett einfach am besten aufgehoben. Denn dein Bett ist ...

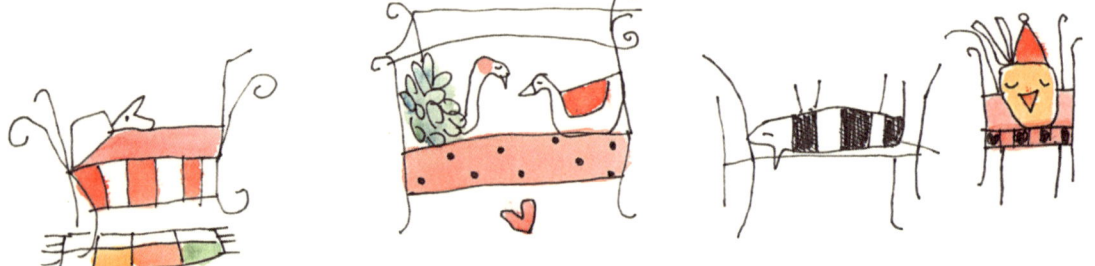

KUSCHELIG · WARM · WOHLTUEND · SCHÜTZEND · STILL · IMMER FÜR DICH DA · EINFACH TRAUMHAFT!

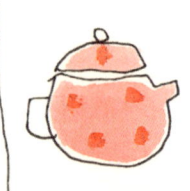

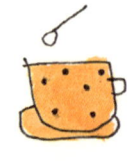
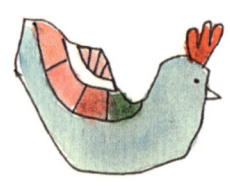

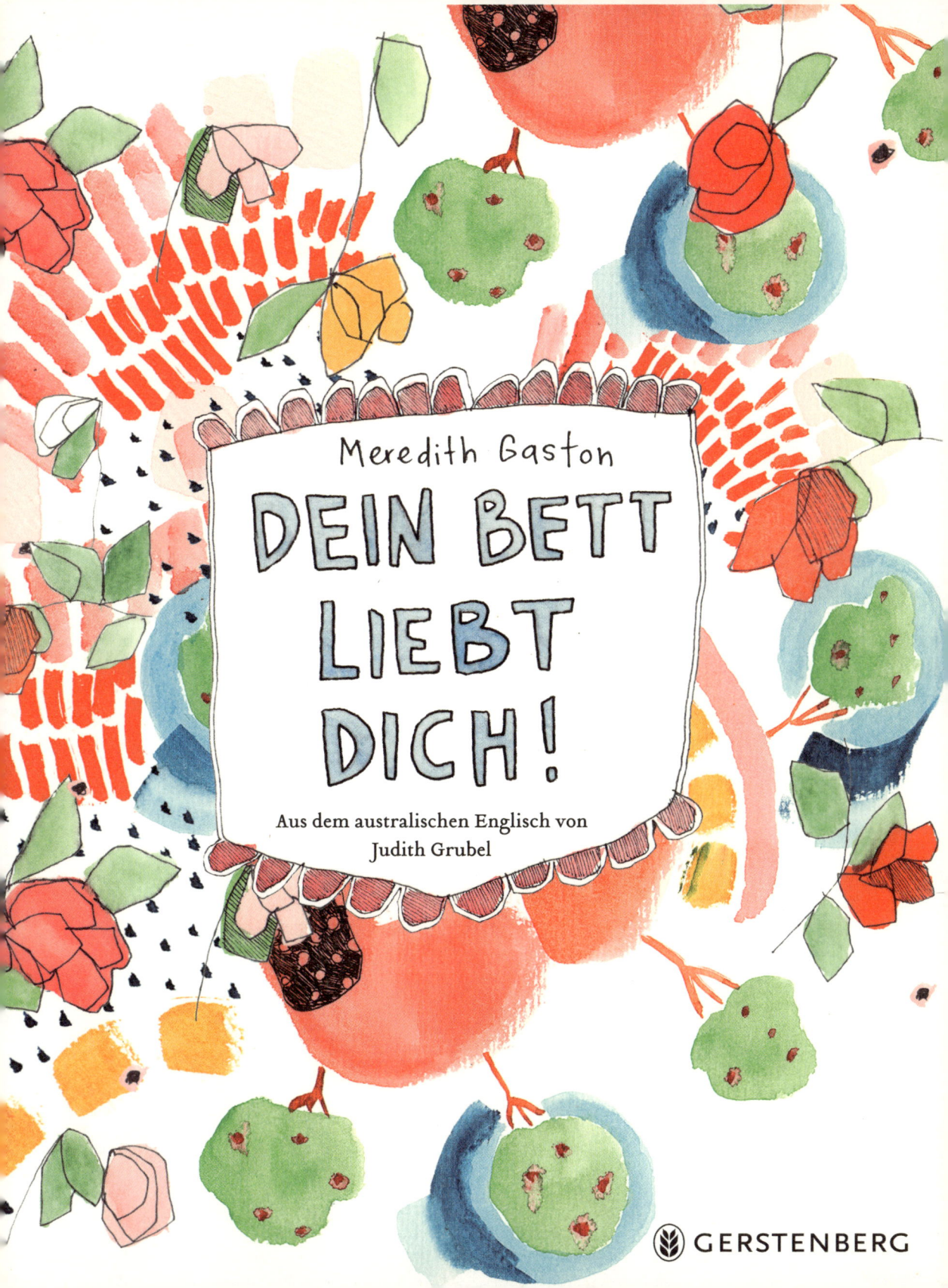

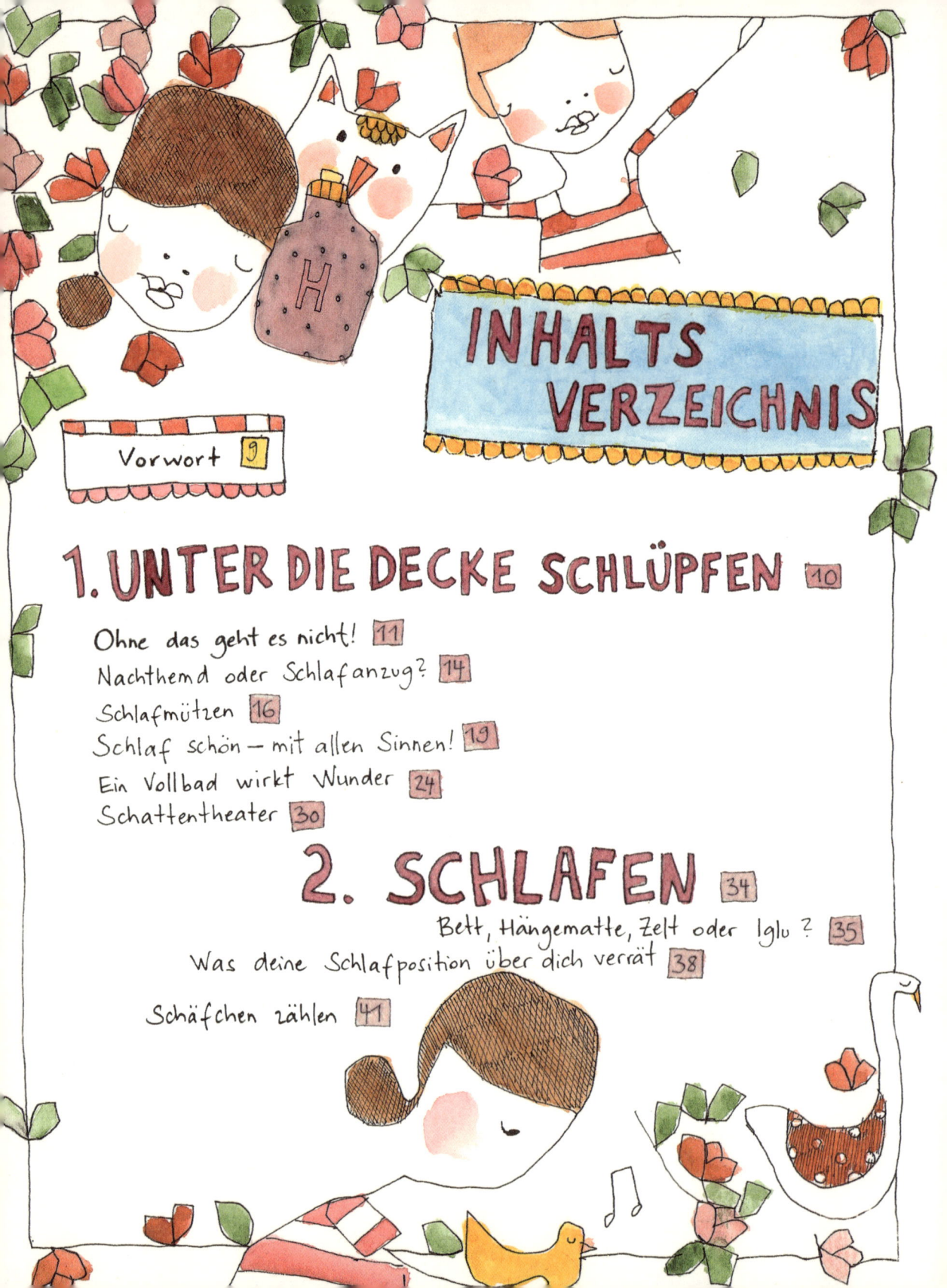

Vorwort 9

1. UNTER DIE DECKE SCHLÜPFEN 10

Ohne das geht es nicht! 11
Nachthemd oder Schlafanzug? 14
Schlafmützen 16
Schlaf schön – mit allen Sinnen! 19
Ein Vollbad wirkt Wunder 24
Schattentheater 30

2. SCHLAFEN 34

Bett, Hängematte, Zelt oder Iglu? 35
Was deine Schlafposition über dich verrät 38
Schäfchen zählen 41

Wie Tiere schlafen 47
Schlaflieder aus aller Welt 54
Der Betthupferl-Einkaufswagen 62
Mitternachtssnacks 64 Pyjamapartytime! 66
Wie man am besten einschläft und was man tut,
wenn man nicht einschlafen kann 68

3. TRÄUME 71

Die Bedeutung unserer Träume 72
Traumfänger 86

4. BALSAM FÜR LEIB UND SEELE 88

Home-made Soul Food 89
Picknick im Bett 91 Das Betttablett 93
Roslyns herzerwärmendes Hähnchenragout 94 Hühnersuppe für die Seele 96 Trostspender-Crumble 98
Köstlicher Quinoa-brei 100
Camilles grandioser Ingwertee 101
Tassenwärmer 103 Bettgedichte 106
Die Kunst des Tagebuchschreibens 109
Eine kleine Schule des positiven Denkens 112
Kleine Meditationen 116

Danksagung 127
Bibliografie 128

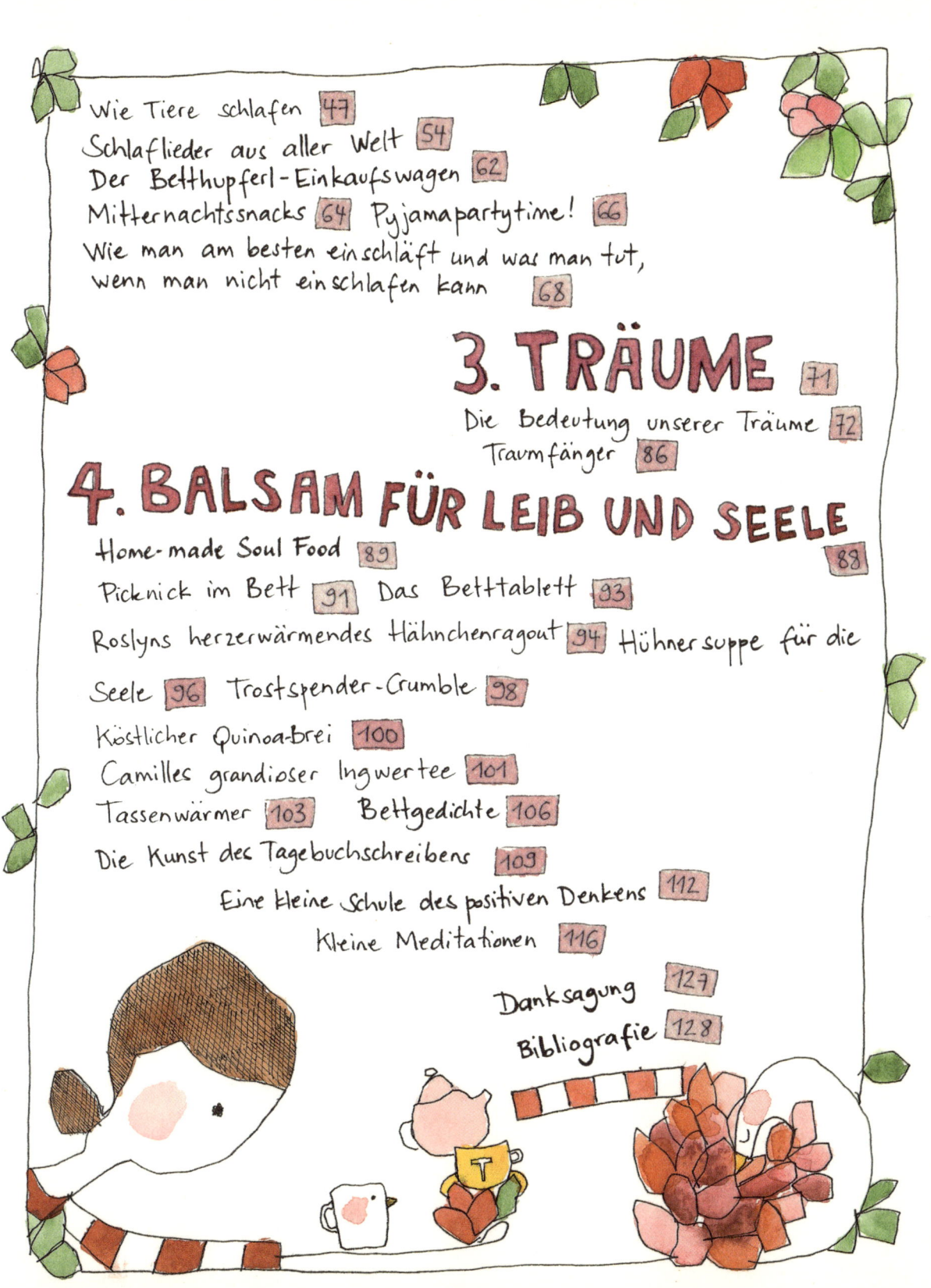

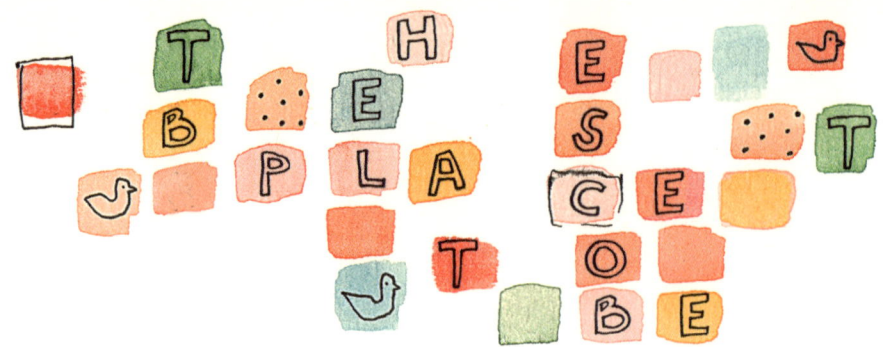

Ob du jung oder alt, gut zu Fuss oder gerade etwas wackelig auf den Beinen bist, ob du mit Schnupfen im Bett liegst oder einfach deshalb, weil es dort so gemütlich ist: dieses kleine Buch ist für dich!

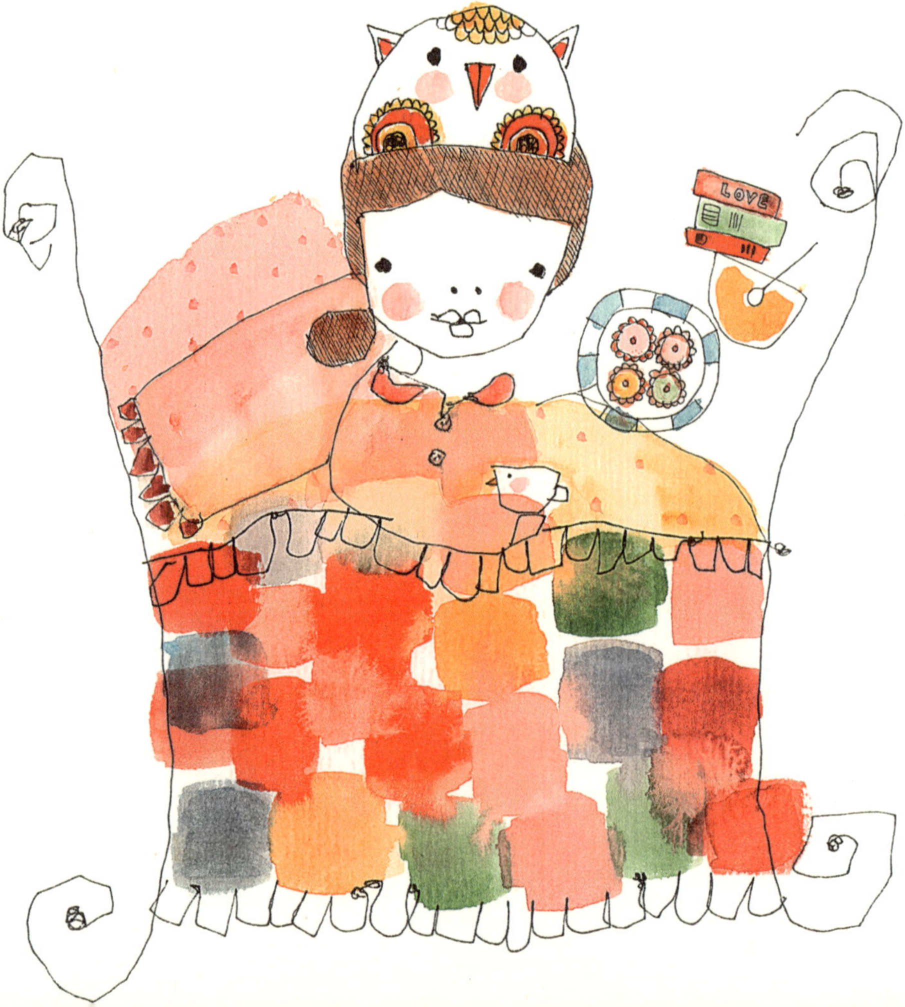

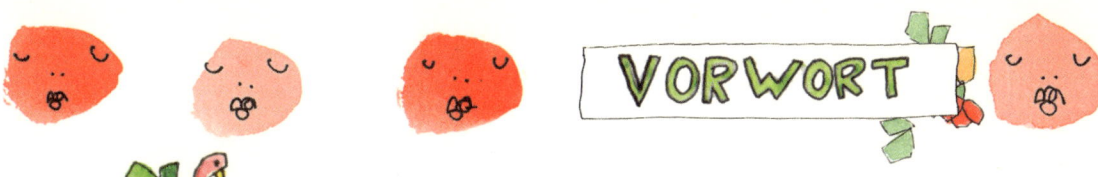

VORWORT

BETTEN SIND NICHT NUR ZUM SCHLAFEN DA. Unglaubliche Abenteuer, revolutionäre Gedanken und originelle Ideen haben ihren Anfang bei einer gemütlichen Auszeit in den Kissen genommen. Sich wohlig in die Decken zu kuscheln, ist also die ideale Voraussetzung dafür, aus jedem neuen Tag das Beste zu machen. Dieses Buch ist der ideale Bettbegleiter. Es lädt dich ein, kreativ zu werden und Gedanken nachzugehen, die dir wichtig sind.

Du glaubst, du würdest nicht einmal dann einen ordentlichen Satz (geschweige denn eine Zeichnung) zu Papier bringen, wenn dein Leben davon abhinge? Dieses Buch wird dich dazu verführen, deinen Bleistift zu spitzen und offen für deine ganz eigenen Gedanken und Ideen zu sein. Es entstaubt eine magische Schatzkiste in dir – deine Fantasie!

Doch zunächst braucht es ein paar Vorbereitungen: Was gehört zur Wohlfühl-Grundausstattung, und wie deckst du ein Betttablett? Welche Schlafmütze passt zu dir? Und wie findest du das Schlafoutfit mit dem richtigen Gemütlichkeitsfaktor?

Fertig eingekuschelt, lernst du im Kapitel über das Schlafen nützliche Techniken für einen erholsamen Schlummer kennen. Du erfährst, welche Gerichte und Düfte eine einschläfernde Wirkung haben, und profitierst von Experten-Einschlaftipps aus aller Welt. Und wenn du wissen möchtest, was deine Träume zu bedeuten haben oder was du tun musst, damit nur gute Träume zu dir finden, dann ist das Traumkapitel das Richtige für dich.

Ein leckeres Essen zubereiten oder selbst bekocht werden – das sind Streicheleinheiten für Körper und Seele. Warum also nicht dir selbst oder deinen Lieben etwas Gutes tun oder genießen, dass du verwöhnt wirst, zum Beispiel mit einer herzhaften Hühnersuppe oder einer Tasse heißem Ingwertee? Die einfachen Rezepte in diesem Buch sind auch für absolute Kochanfänger geeignet. Und zum Nachtisch versuch dich doch mal in der Kunst des positiven Denkens und vergnüg dich beim Basteln deiner persönlichen Wohlfühlkärtchen. Du wirst sehen: Wenn du gemütlich im Bett sitzt, sind deiner Kreativität keine Grenzen gesetzt!

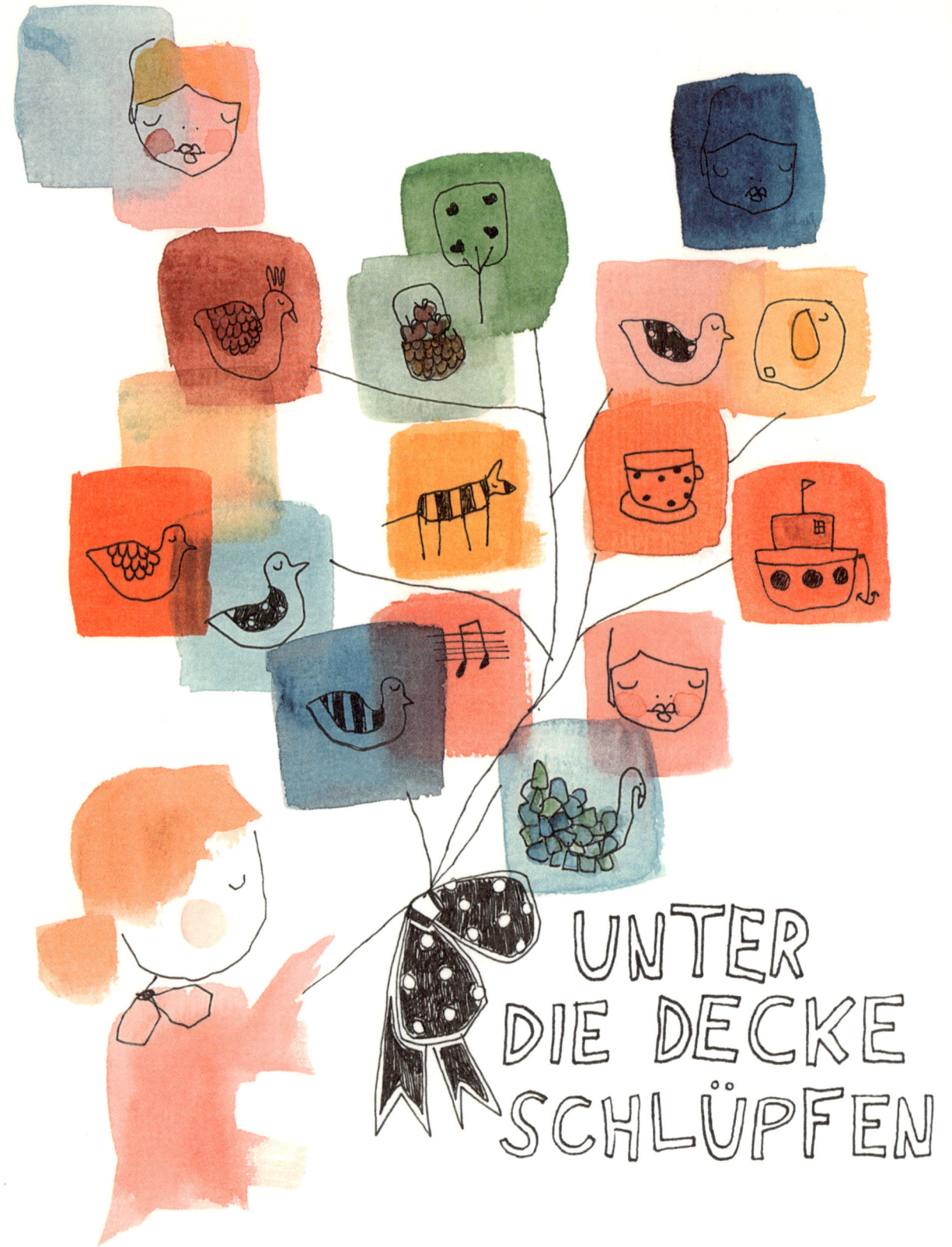

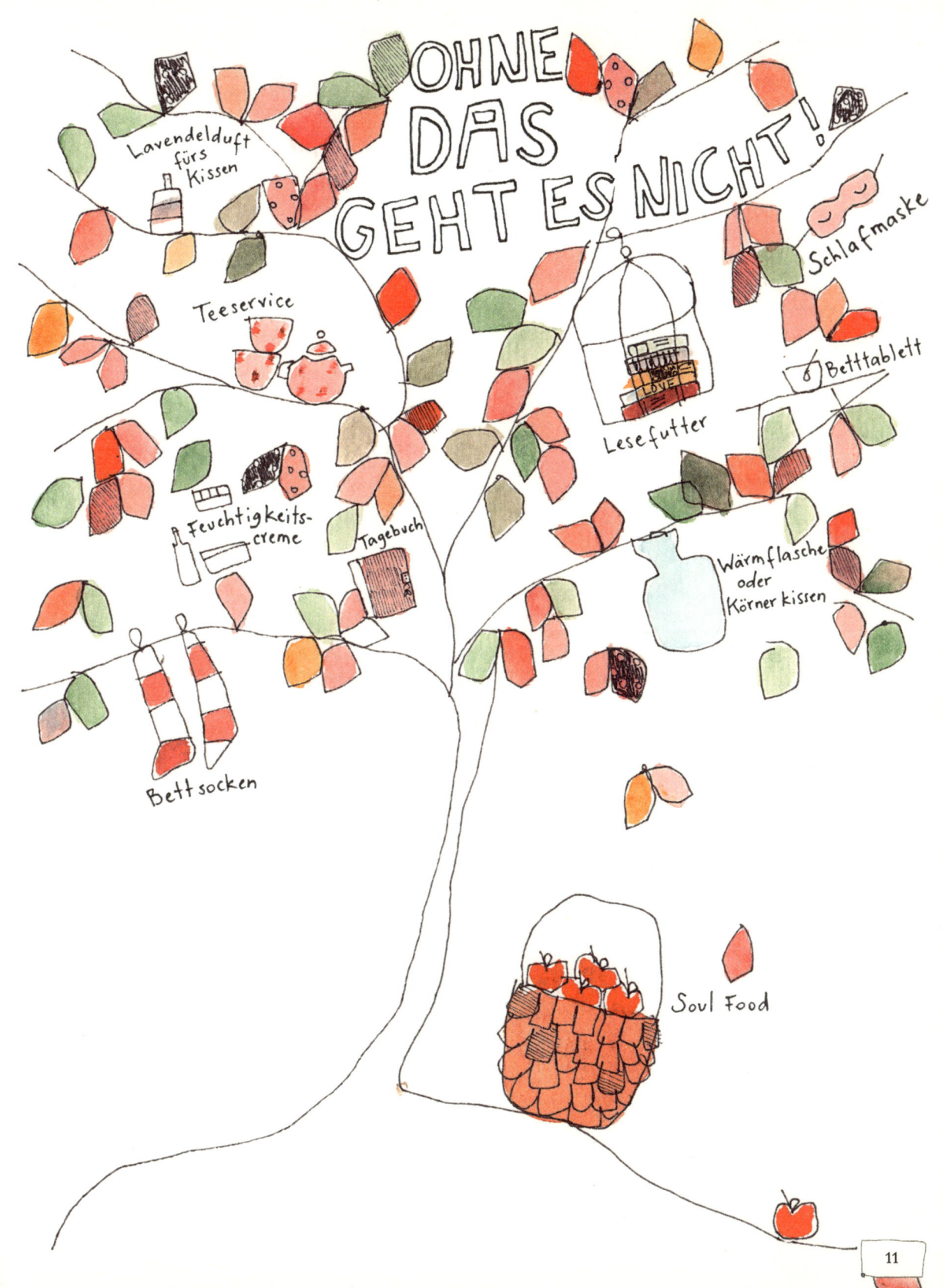

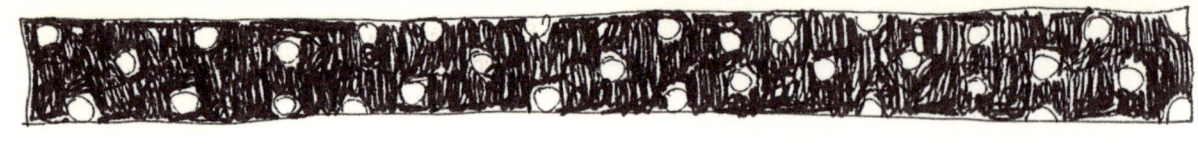

DIE GRUNDAUSSTATTUNG

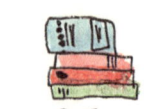

LESE-FUTTER

An manchen Tagen fehlt dir vielleicht die Energie, um dich auf lange Texte zu konzentrieren. Dann mach es dir doch mal mit einem Bilderbuch gemütlich und lass dich von seiner Bildsprache verzaubern.

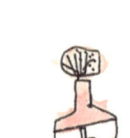

Lavendel ist ein wunderbarer Bettgenosse. Sein Duft wird seit langer Zeit zu therapeutischen Zwecken eingesetzt, denn er wirkt entspannungsfördernd und macht angenehm schläfrig. Einige Tropfen Lavendelöl auf dein Kissen reichen aus.

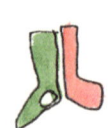

In der kalten Jahreszeit halten ein Paar Bettsocken aus Wolle deine Füße nachts himmlisch warm. Von Oma handgestrickt, neu gekauft oder alt und löcherig — Hauptsache gemütlich!

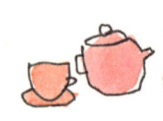

Die beruhigende Wirkung mancher Teesorten ist erwiesen. Wenn du auf dem Weg ins Bett bist, wähle koffeinfreie Sorten wie Rooibos- oder Kamillentee oder auch spezielle Einschlaf-Mischungen. Als Muntermacher eignen sich belebende Mischungen mit Zitrusgeschmack oder ein leichter, duftender grüner Tee.

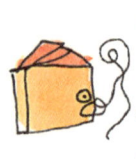

Wenn du längere Zeit im Bett verbringst, gehört Tagebuchschreiben einfach dazu. Bring deine Einfälle zu Papier, schreib deine Gedanken auf (schöne und weniger schöne) oder zeichne die Dinge, die du siehst oder gern sehen würdest. Du kannst auch deine Träume festhalten und kleine Erinnerungsstücke wie Eintrittskarten, (Visiten-)Karten oder Zeitungsausschnitte sammeln. So machst du dir Tag für Tag all die einzigartigen Dinge bewusst, die dein Herz berühren. Es lohnt sich!

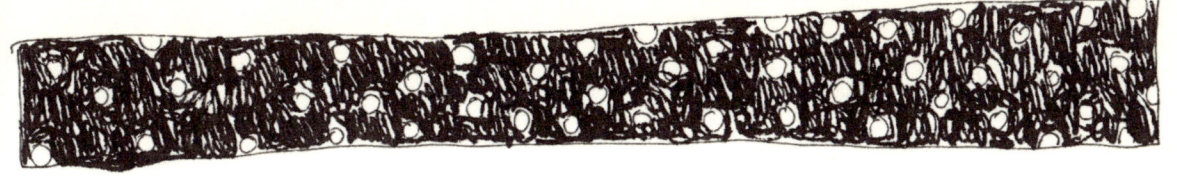

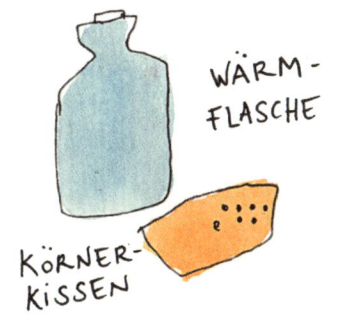

WÄRMFLASCHE

KÖRNERKISSEN

Bei Krämpfen, Schmerzen, kalten Füßen und vielen anderen Wehwehchen wirkt eine Wärmflasche Wunder. Wärme allein kann viele Schmerzen auf natürliche Weise lindern. Wichtig: Das Wasser darf nicht kochen, du solltest vor dem Verschließen der Flasche vorsichtig die restliche Luft rauslassen und den Stöpsel schön fest zudrehen.

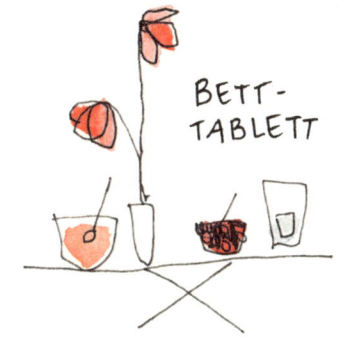

BETTTABLETT

Du planst ein Festessen im Bett? Dann brauchst du ein gutes Betttablett, das für den nötigen Komfort sorgt. Ab S. 88 findest du Tipps zum Anrichten eines Betttabletts und Rezepte für köstliche Gerichte, die Körper und Seele guttun.

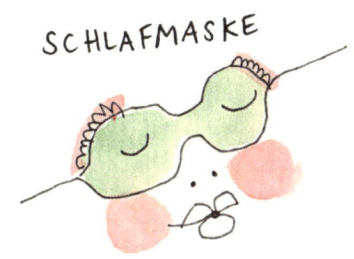

SCHLAFMASKE

Für eine kleine Auszeit am helllichten Tag, ein Nickerchen im Flugzeug, helle Schlafzimmer, Schichtarbeiter und alle, die unter Migräne leiden, ist eine Schlafmaske ein Must-have. Du willst dich nicht fühlen wie ein Pirat? Prinzessinnen wählen die edle Variante aus Seide!

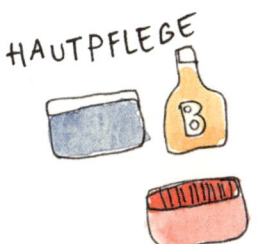

HAUTPFLEGE

Wenn du deiner Haut genügend Feuchtigkeit gönnst, gibt dir das sofort einen Frischekick. Deshalb verleihen duftende Bodylotions und Cremes deinem Auszeitritual die entscheidende Wohlfühlnote. So zeigst du deinem Körper, dass du ihn liebst, dich um ihn kümmerst und ihn ein bisschen verwöhnst.

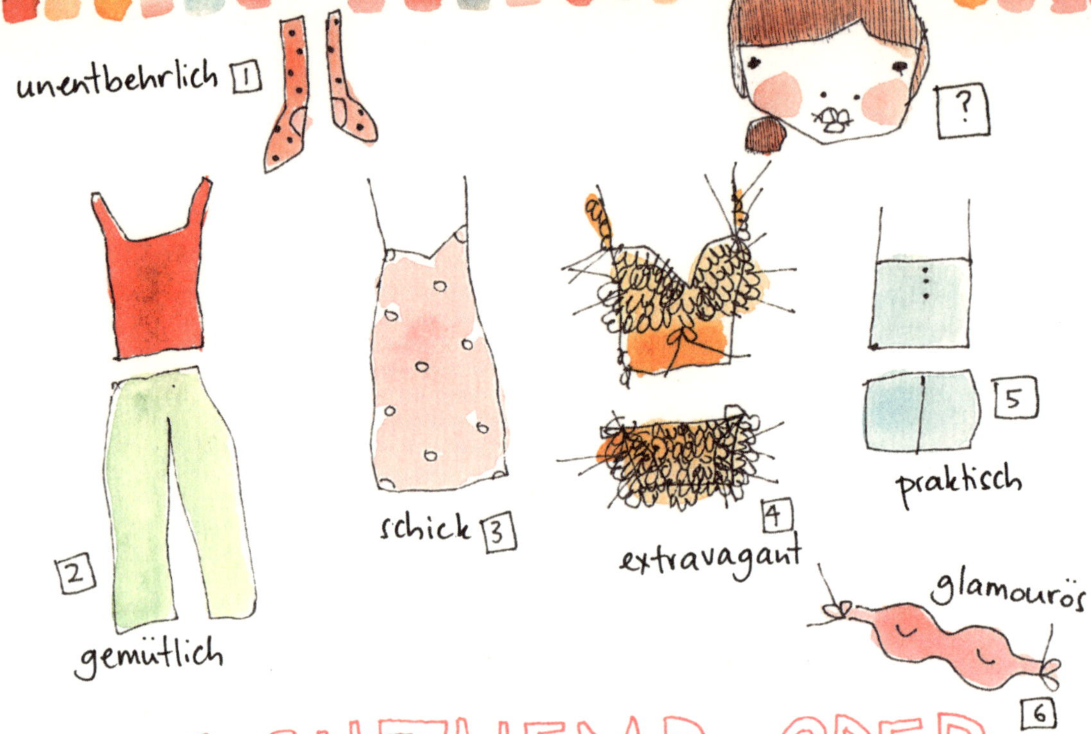

unentbehrlich [1]

[?]

[2] gemütlich

schick [3]

extravagant [4]

[5] praktisch

glamourös [6]

NACHTHEMD ODER SCHLAFANZUG?

Wenn du in dein frisch bezogenes, gemütliches Bett schlüpfst, sollte dein Outfit mindestens genauso bequem sein. Die Auswahl an Schlafanzügen ist riesig, sodass für jeden etwas Passendes dabei ist. Sie ist sogar so groß, dass es dir vielleicht schwerfallen wird, dich zu entscheiden: gemütlich oder schick, extravagant oder praktisch, dazu Hausschuhe, Ugg Boots oder Zehensocken? Wähle mit Bedacht! Denn die Wahl der richtigen Schlafkleidung beeinflusst nicht nur den Gemütlichkeitsfaktor deiner Auszeit im Bett – sie ist eine wahre Kunst, die dem Wandel der Jahreszeiten unterworfen ist. Fingerspitzengefühl ist gefragt! Woran erkennst du, dass du schlecht gewählt hast? Auf der nächsten Seite findest du einige Anzeichen.

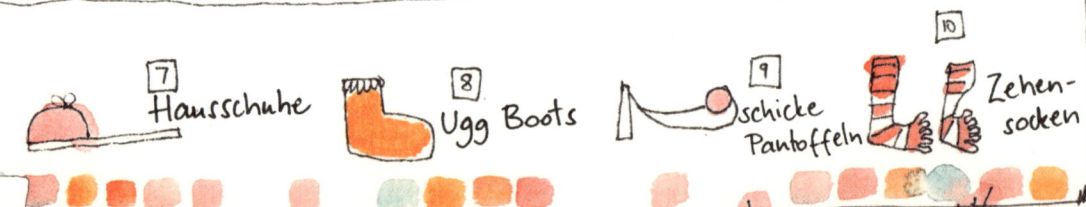

[7] Hausschuhe   [8] Ugg Boots   [9] schicke Pantoffeln   [10] Zehensocken

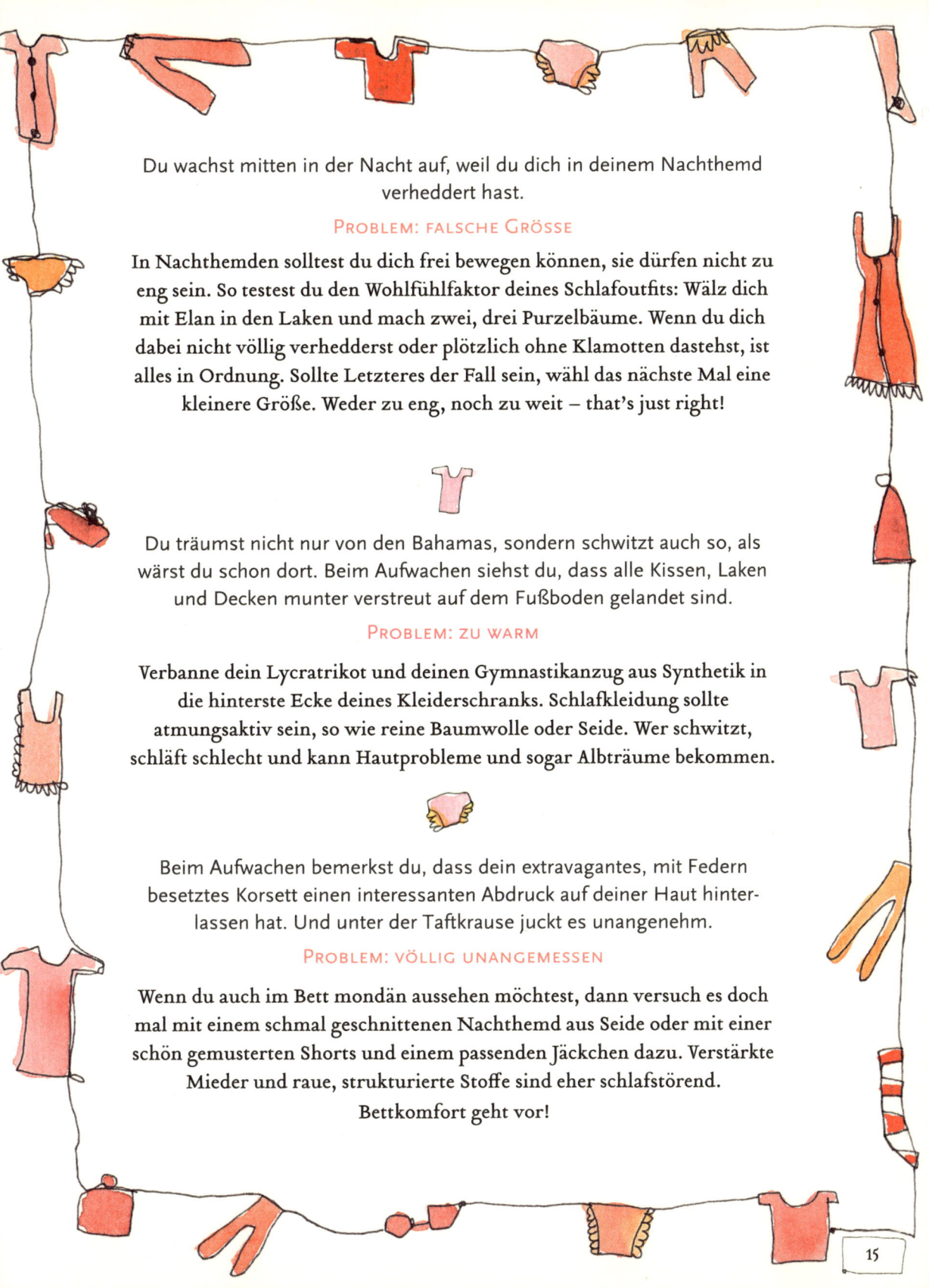

Du wachst mitten in der Nacht auf, weil du dich in deinem Nachthemd verheddert hast.

Problem: falsche Grösse

In Nachthemden solltest du dich frei bewegen können, sie dürfen nicht zu eng sein. So testest du den Wohlfühlfaktor deines Schlafoutfits: Wälz dich mit Elan in den Laken und mach zwei, drei Purzelbäume. Wenn du dich dabei nicht völlig verhedderst oder plötzlich ohne Klamotten dastehst, ist alles in Ordnung. Sollte Letzteres der Fall sein, wähl das nächste Mal eine kleinere Größe. Weder zu eng, noch zu weit – that's just right!

Du träumst nicht nur von den Bahamas, sondern schwitzt auch so, als wärst du schon dort. Beim Aufwachen siehst du, dass alle Kissen, Laken und Decken munter verstreut auf dem Fußboden gelandet sind.

Problem: zu warm

Verbanne dein Lycratrikot und deinen Gymnastikanzug aus Synthetik in die hinterste Ecke deines Kleiderschranks. Schlafkleidung sollte atmungsaktiv sein, so wie reine Baumwolle oder Seide. Wer schwitzt, schläft schlecht und kann Hautprobleme und sogar Albträume bekommen.

Beim Aufwachen bemerkst du, dass dein extravagantes, mit Federn besetztes Korsett einen interessanten Abdruck auf deiner Haut hinterlassen hat. Und unter der Taftkrause juckt es unangenehm.

Problem: völlig unangemessen

Wenn du auch im Bett mondän aussehen möchtest, dann versuch es doch mal mit einem schmal geschnittenen Nachthemd aus Seide oder mit einer schön gemusterten Shorts und einem passenden Jäckchen dazu. Verstärkte Mieder und raue, strukturierte Stoffe sind eher schlafstörend.
Bettkomfort geht vor!

SCHLAFMÜTZEN

Sie sind ein Must-have für alle Mützenliebhaber und Hutverrückten, die auch im Bett nicht auf eine Kopfbedeckung verzichten wollen.

Die Safari-Mütze

Dir ist nach Abenteuer zumute? Dann mach dich auf zur nächtlichen Safari! Der gestreifte Gentleman ist ein hervorragender Reiseleiter und beeindruckt durch seine Ortskenntnis. Dieses außergewöhnliche Schlummererlebnis wird dir hundertprozentig im Gedächtnis bleiben.

Die Rosenrote

Eine Schlafmütze für Blumenliebhaber und all jene, die beim Einschlafen gerne Geschichten von verwunschenen Prinzen, bösen Stiefmüttern und guten Feen hören. Die zauberhaften Blüten verströmen einen märchenhaften Duft und bescheren dir einen (gefühlt) 100-jährigen Schlaf. Sanftes Erwachen garantiert!

Die Wollmütze

Du lebst in kalten Gefilden, kämpfst gegen einen Schnupfen an oder hast es einfach gern gemütlich warm um die Ohren? Dann ist die Wollmütze mit ihren eingebauten Ohrenwärmern genau das Richtige für dich. Wärmt besonders, wenn sie von einem lieben Menschen handgestrickt wurde!

Die Wiegenlied-Haube

Zu schöner Musik einschlafen ist ein Luxus und angenehm beruhigend. Lieder können helfen, uns sanft ins Reich der Träume zu geleiten. Dank der eingebauten Kopfhörer gelangen Rhythmus, Klänge und Töne direkt in deine Ohren. So überzeugt die Wiegenlied-Haube auch den anspruchsvollsten Einschläfer.

Der Lavendelstrauch

Du bist gestresst, ruhelos, ausgebrannt und kannst es gar nicht erwarten, in süßen Schlummer zu sinken? Der Lavendelstrauch (mehr Diadem als Mütze) sorgt dafür, dass dein Schlaf noch erholsamer wird. Steck ein paar Lavendelzweige in dein Haar, du wirst ihre großartige Wirkung spüren.

Der Schwanensee-Hut

Du träumst davon, Tänzerin zu werden, hast aber zwei linke Füße? In deinen Träumen kannst du alles sein! Madame Schwan nimmt dich an die Hand und entführt dich in die Welt der Tutus, Pirouetten, eleganten Sprünge und Samtvorhänge, erfüllt von Applaus, Spannung und Erwartung.

Die Eulenmütze

Eine Schlafmütze für all jene, die auch nachts alles im Blick haben wollen. Dieser kleine Freund hält die ganze Nacht über für dich Wache.

Die Monstermütze

Diese Mütze eignet sich besonders gut für alle, die sich im Dunkeln fürchten, denn hier ist das gruselige Monster auf deiner Seite und vertreibt jeden Bösewicht! Immer eine gute Wahl, wenn man behütet und ungestört schlafen möchte.

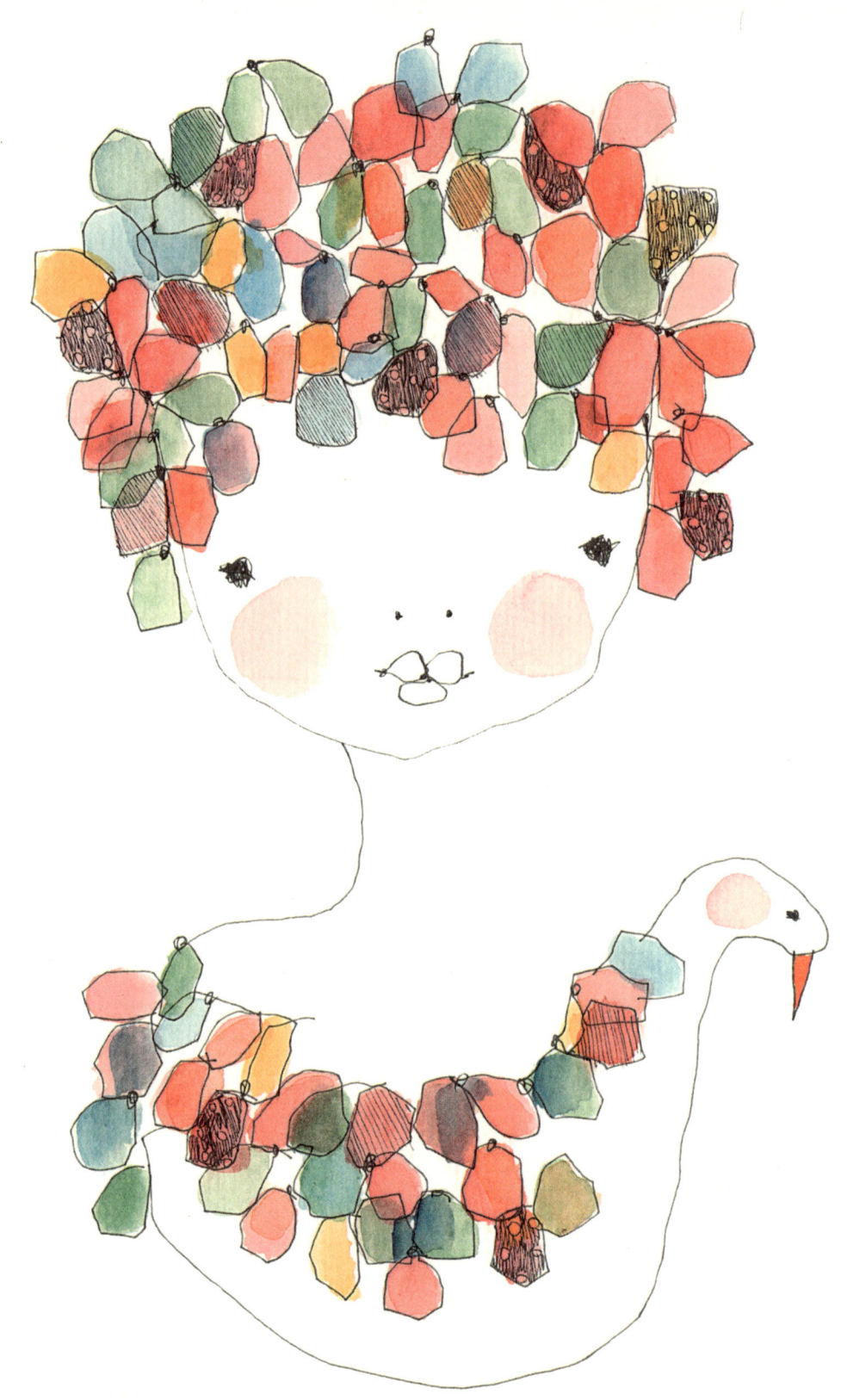

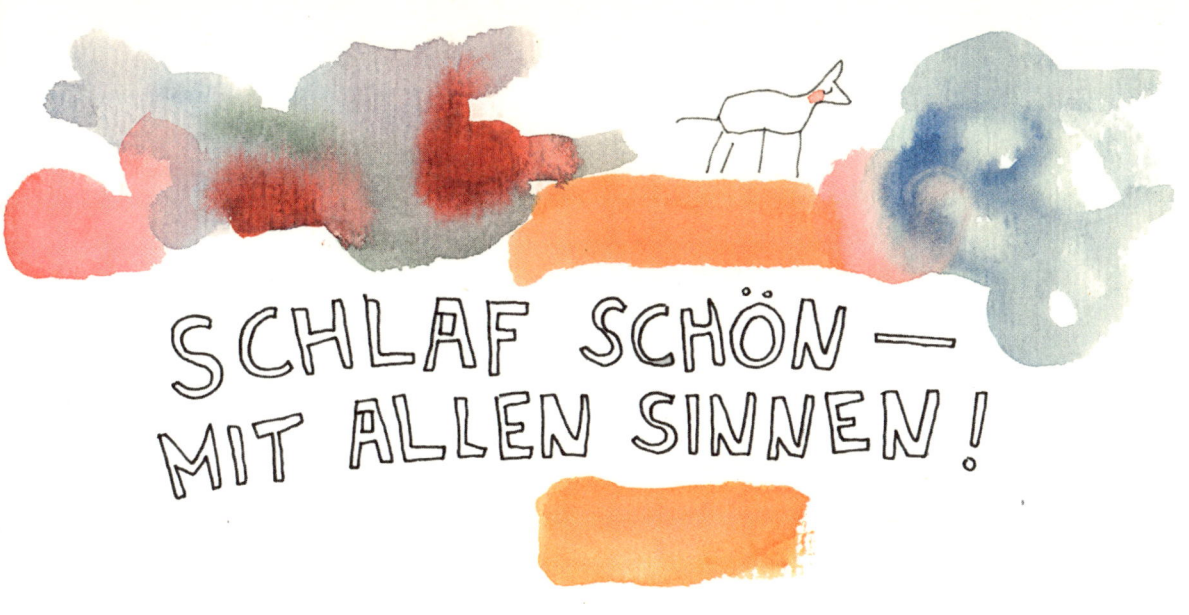

SCHLAF SCHÖN — MIT ALLEN SINNEN!

Für einen guten Schlaf brauchst du eine Oase der Ruhe, in der du ungestört schlummern, träumen, dich erholen und am Morgen sanft aufwachen kannst.

Bezieh deine fünf Sinne mit ein – das, was du siehst, fühlst, hörst, riechst und sogar, was du schmeckst – und richte dir einen Schlafplatz ein, der dir Geborgenheit und Kraft gibt und dir Raum lässt, kreativ zu werden.

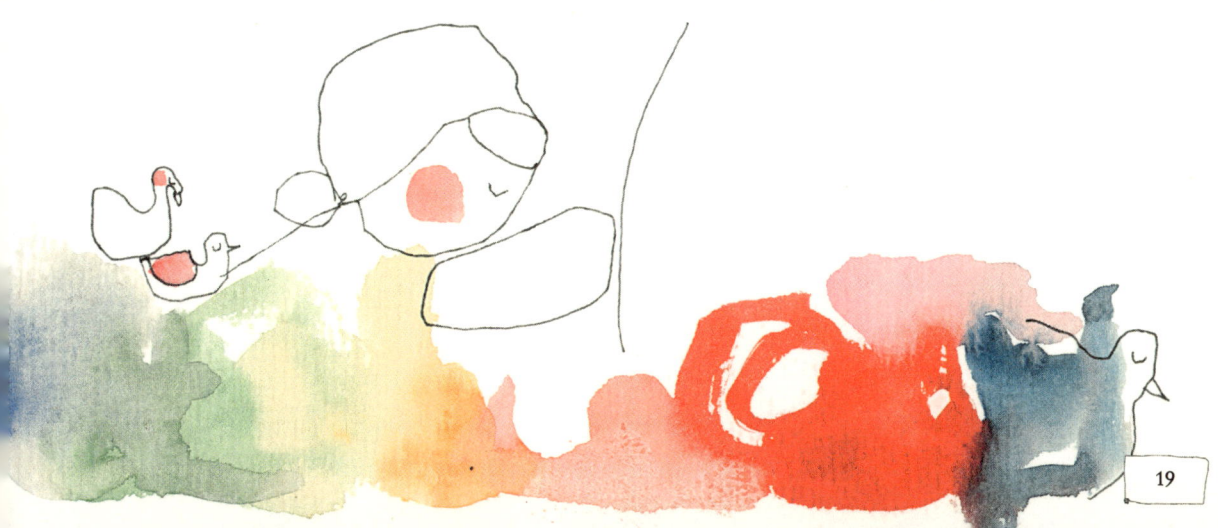

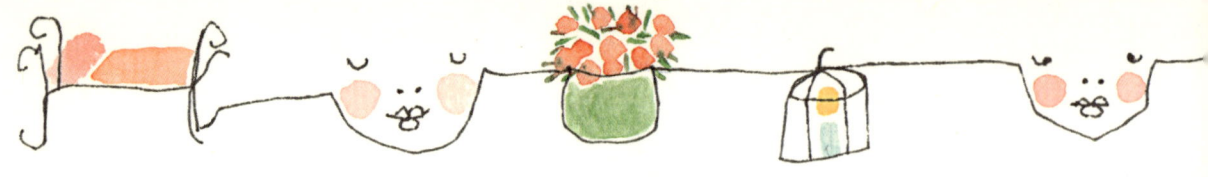

SEHEN

IN DEINEM SCHLAFZIMMER sollten sich nur Dinge befinden, die du dir gern ansiehst: Kunstwerke, besonderer Schmuck, schöne Blumen oder Fotos von deinen Lieben. Sich seinen Schlafraum so einzurichten, dass man sich darin wohlfühlt, ist eine sehr persönliche Angelegenheit. Auch im Liegen solltest du nur auf schöne Dinge blicken, die dir guttun. Hat der Raum ein Fenster? Dann stell deine Möbel doch so auf, dass du gemütlich eingekuschelt nach draußen schauen und aus den Kissen heraus den Wechsel von Tag und Nacht verfolgen kannst. Erfreu dich an den Wolken, die über den Himmel ziehen, an den Bäumen, die sich im Wind wiegen, an den frechen Vögeln oder einfach daran, wie die Sonne wandert und mit den Schatten spielt.

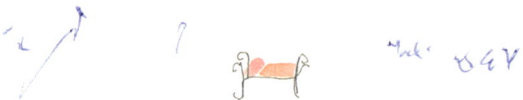

AM SCHÖNSTEN IST ES NATÜRLICH, wenn das Tageslicht dein Schlafzimmer ausreichend beleuchtet. Künstliches Licht sollte ebenso sanft und unaufdringlich sein. Sorge dafür, dass dein Zimmer nachts wirklich dunkel ist und das Licht von Straßenlaternen und anderen Lichtquellen draußen bleibt. Ist es nachts zu hell, kann das den Rhythmus deiner inneren Uhr stören. Dunkel, ruhig und kühl – das sind ideale Schlafbedingungen. Dicht schließende Rollläden, dicke Vorhänge oder Schlafmasken helfen dir, dich vor unerwünschtem Licht zu schützen.

Durch Farben werden Innenräume erst so richtig gemütlich. Puderigen Blautönen, leichten Natur- und Grüntönen sagt man nach, dass sie eine beruhigende Wirkung haben, während knallige Gelb-, Rot- und Orangetöne beleben. Helle Töne lassen dunkle Räume freundlicher und kleine Räume größer wirken, dunkle Töne haben den umgekehrten Effekt. Es ist eine Kunst, den richtigen Farbton für sein Schlafzimmer zu finden.

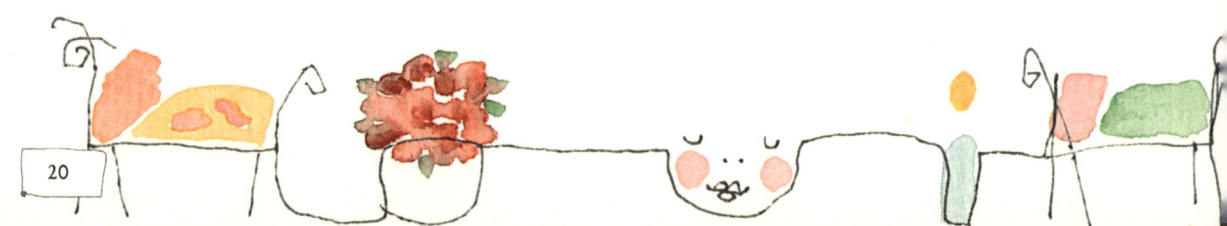

FÜHLEN

DEINE SCHLAFSTATT sollte aus Wohlfühlmaterialien komponiert sein: ein weiches Federbett, frisch gewaschene Laken aus Baumwolle, eine bequeme Matratze, Kissen, in denen man versinken möchte, und eine kuschelige Wolldecke für den Winter. Auch Möbel können aus angenehmen Materialien bestehen: glattes, kühles Holz oder die verschlissene Polsterung deines Lieblingssessels ... Wenn sich dein Raum gut anfühlt, wirst auch du dich gut fühlen.

HÖREN

DIE GERÄUSCHKULISSE in deinem Schlafzimmer sollte deiner Stimmung entsprechen und deine Ruhe nicht stören. Vielleicht hörst du morgens gern belebende Musik, um mit Schwung in den Tag zu starten? Abends hilft dir ruhige Musik, zu entspannen und den Stress des vergangenen Tages hinter dir zu lassen. Besonders dafür geeignet sind natürlich Schlaflieder. Einige bezaubernde und drollige Kostproben (plus die Geschichten ihrer Entstehung) findest du auf den Seiten 56–61. Ob acht oder 88 Jahre alt: Ihrem Zauber kann sich niemand entziehen!

Manchmal stören Geräusche von draußen unseren Schlaf. Wenn du besonders lebhafte Nachbarn hast, an einer lauten Straße oder sogar in einer Einflugschneise wohnst, solltest du etwas unternehmen.

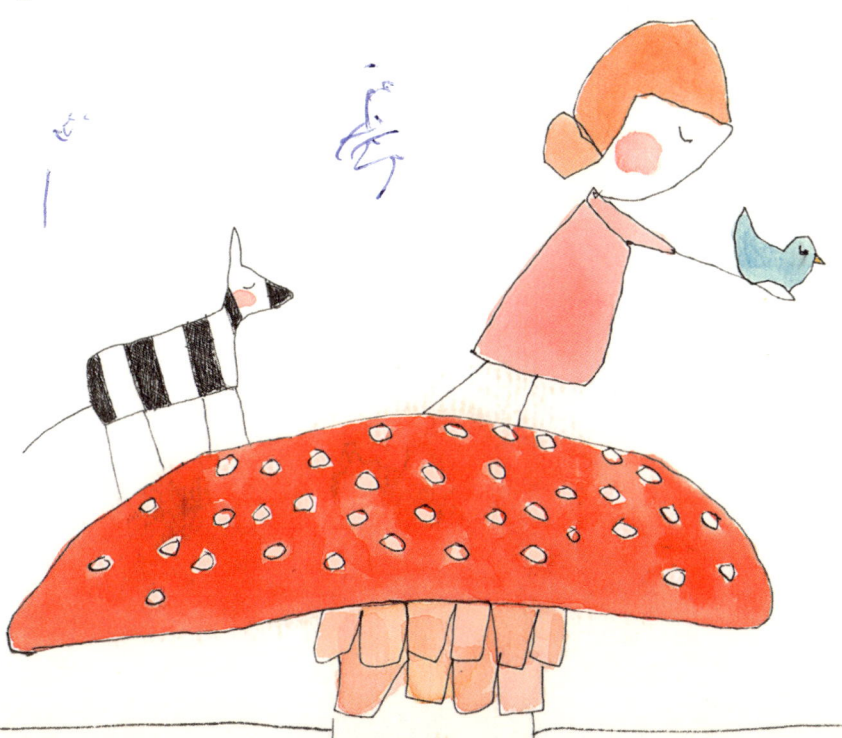

Probier doch mal, die unerwünschten Geräusche durch das sanfte Surren eines Ventilators zu überdecken. Auch Ohrstöpsel sind eine wirkungsvolle Methode. Wenn das nicht hilft, kauf dir einen Zimmerspringbrunnen oder lass nachts ganz leise Musik laufen – vorausgesetzt, das stört dich nicht noch mehr. Laut tickende Uhren, Fernseher und Telefone solltest du möglichst aus dem Schlafzimmer verbannen. Das gilt übrigens auch für schrille Wecker! Schöner ist es, sich von der Musik seines Lieblingsradiosenders wecken zu lassen. Oder bitte doch ein Familienmitglied (oder Haustier) deines Vertrauens, dich morgens aus den Federn zu holen. Die ersten Momente des Tages sind besonders wertvoll und sollten achtsam behandelt werden.

RIECHEN

Duftende Blumen oder Kerzen, der Wohlgeruch leichter Räucherstäbchen oder ätherischer Öle können die Stimmung positiv beeinflussen. Gerüche entfalten oft eine zauberhafte Wirkung: Sie können uns Erinnerungen lebhaft ins Gedächtnis rufen, uns in andere Zeiten und an andere Orte versetzen. Sie können uns beleben oder zur Entspannung beitragen. Die Wahl des Duftes sollte immer deiner Stimmung entsprechen. Das Aroma darf aber nicht zu stark sein.

Manche Duftstoffe sind wie geschaffen für das Schlafzimmer: Kamille, Orangenblütenöl und Rosenblütenöl sind entspannende Blumendüfte, die die Seele beruhigen und eine Atmosphäre von Harmonie und Ausgeglichenheit verbreiten. Ylang-Ylang, Vanille, Weihrauch und Lavendel sind ebenfalls tolle Schlafzimmerdüfte. Bereichere deinen Schlafplatz, indem du ein Sträußchen frisch geschnittenen Lavendel auf deinen Nachttisch legst.

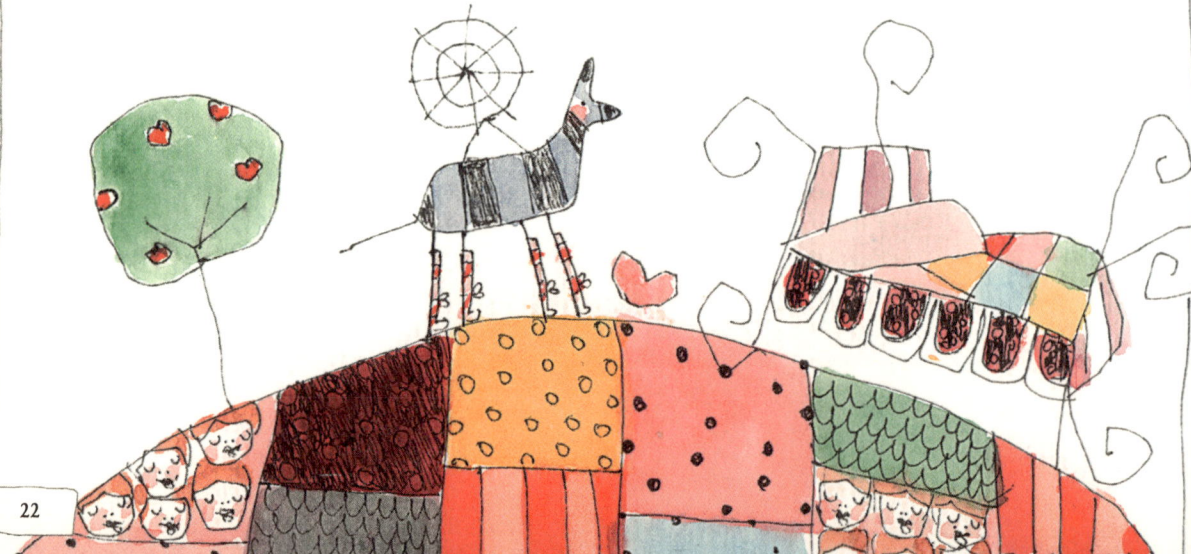

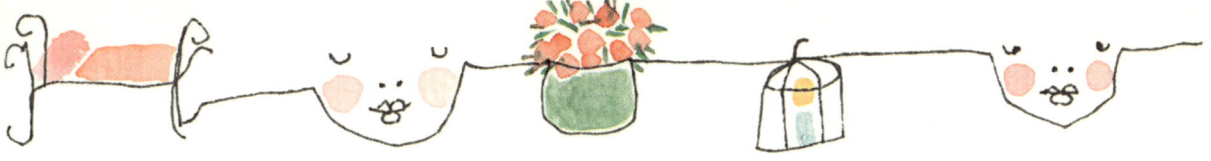

Du wirst nachts von Insekten gestört? Ein paar Tropfen Lavendelöl auf deinen Vorhängen halten sie dir vom Leib. Auch Jasmin ist ein idealer Schlafzimmerduft – sein wundervolles Aroma wirkt entspannend und ist gut gegen Ängste und Depressionen. Probier es mal mit einem Jasmin im Topf auf deiner Fensterbank oder vor deinem Schlafzimmerfenster.

SCHMECKEN Manche Experten raten davon ab, im Schlafzimmer zu essen. Doch wenn es dir nicht gutgeht oder du deinen Akku wieder aufladen willst, kann eine kleine Mahlzeit in den Kissen Wunder wirken: Es zaubert wohl jedem ein Lächeln ins Gesicht, gemütlich eingekuschelt die Lieblingsnascherei zu genießen. Abgesehen davon schmecken manche Köstlichkeiten unter der Decke einfach noch besser: eine Tasse Tee mit Milch, ein Spekulatius oder eine herzerwärmende Hühnersuppe. Auf Seite 62 findest du einen ganzen Einkaufswagen voller müde machender Nahrungsmittel. Oder probier die Soul-Food-Rezepte auf den Seiten 94–101 aus. Wenn du dann noch in ein gutes Betttablett investierst, steht einem gemütlichen Picknick nichts mehr im Wege!

Zu guter Letzt: Für deine innere Balance ist es sehr wichtig, zwischen Entspannung und Action zu unterscheiden. Wenn du kein separates Schlafzimmer hast, kannst du vielleicht einen Teil deines Zimmers mit einem Regal abtrennen und dir so einen Rückzugsort schaffen. Streich die Wände in unterschiedlichen Farben und denk auch an die Beleuchtung: Helles Licht regt zum Arbeiten an, schummeriges Licht wirkt entspannend. Sorge dafür, dass dein Schlafbereich ein sicherer Hafen ist und keine Multitasking-Area, in der du sowohl arbeitest, als auch ausruhst. Computer, Telefon und Arbeitsunterlagen haben in deiner Kuschelecke nichts zu suchen – sie bringen nur Unruhe an deinen Rückzugsort. Immer wenn du deine Schlafoase betrittst, solltest du das in der Gewissheit tun, dass dies ein Ort der Ruhe und des Friedens ist, an dem Körper und Seele entspannen können. Sobald du deinem Refugium ein paar Streich(el)einheiten verpasst hast, kannst du dich entspannt zurücklehnen und das wundervolle Ambiente genießen.

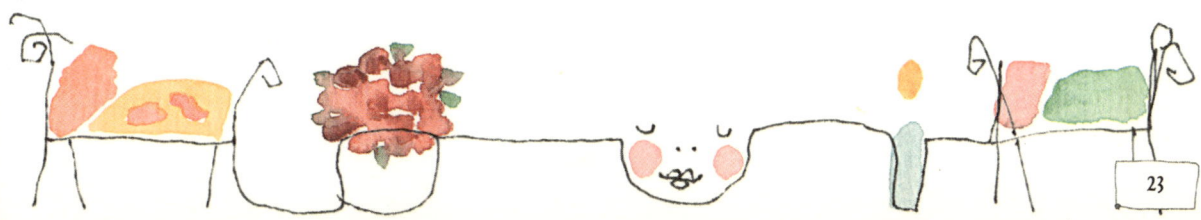

Ein Vollbad wirkt Wunder

Baden, um den Sinnen Gutes zu tun, um Körper und Geist zu entspannen und das allgemeine Wohlbefinden zu fördern: Diese Praxis hat eine lange Tradition.

Hippokrates, der wohl berühmteste Arzt des Altertums, lebte vor über 2000 Jahren im Alten Griechenland. Sein Rezept für ein langes Leben: täglich ein duftendes Vollbad und eine anschließende Massage mit ätherischen Ölen.

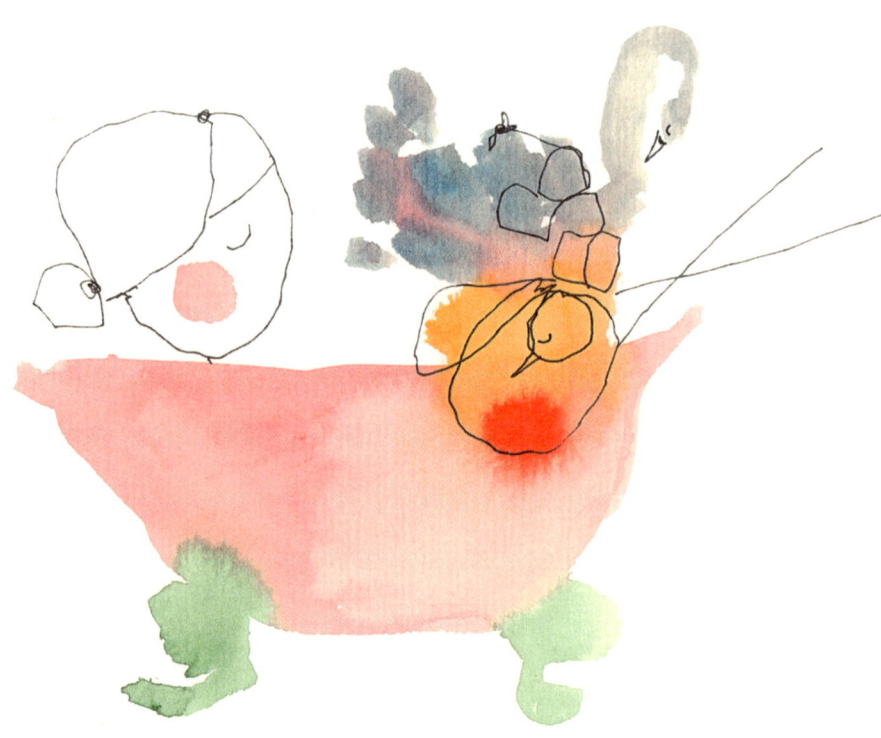

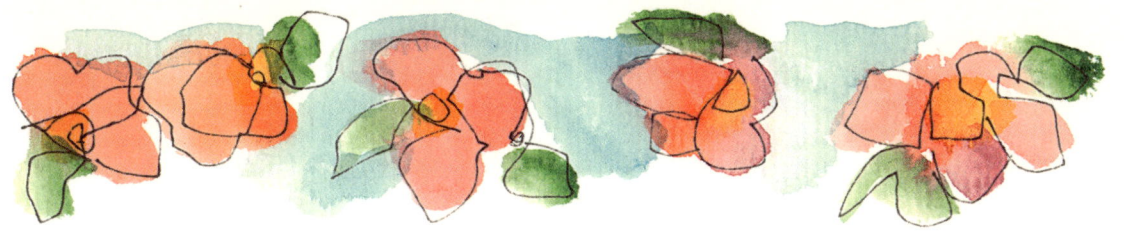

IN DER ANTIKE galt das Baden als genauso wohltuend für den Körper wie für die Seele. Öffentliche Bäder waren nicht nur Orte, an denen man sich wusch und erholte, sondern auch Mittelpunkte des sozialen Lebens. Die öffentlichen Badehäuser der alten Römer waren sehr luxuriös und mit schönen Statuen, Lesehallen und Bibliotheken ausgestattet. In diesen Thermen begaben sich unsere Badevorfahren nacheinander in unterschiedlich temperierte Räume, in denen sie sich reinigen, entspannen oder sich eine Massage mit ätherischen Ölen gönnen konnten. Anschließend lustwandelten sie durch die Gärten, besuchten Lesungen, nahmen einen Imbiss zu sich oder setzten sich mit einem Buch in die Bibliothek. Wenn das kein Luxus ist!

AUCH IN ASIEN weiß man seit Langem um den günstigen Einfluss des Badens auf das allgemeine Wohlbefinden. So verwendet man in Japan meist Zypressenholz für die Herstellung der traditionellen, wohlriechenden Badewannen. Das natürliche Öl der Zypresse verleiht dem warmen Badewasser einen leichten, belebenden Duft. Und die heißen Quellen von Yuya in der japanischen Stadt Shinshiro, die im Tal des Itajiki-Flusses liegen, werden seit 1200 Jahren als Thermalbad genutzt. Ihnen wird große Heilkraft nachgesagt.

Zur Zeit des Osmanischen Reiches war in der Türkei der Hamam (ein Badehaus mit Sauna) ein wichtiger Ort des gesellschaftlichen Lebens: Hier badeten die Menschen nicht nur, hier fanden auch Versammlungen statt, oft sogar prachtvolle Feste mit Tanz. Neben der täglichen Schönheitspflege gehören zur türkischen Badekultur auch besondere Zeremonien zur Vorbereitung auf Hochzeiten sowie anlässlich hoher Festtage und Feiern für Neugeborene.

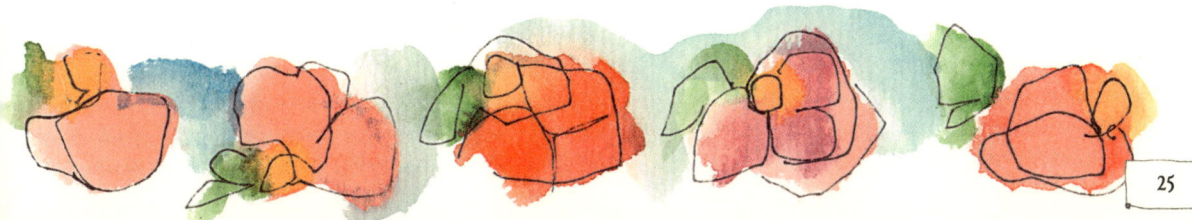

IN DER ANFANGSZEIT der Badekultur gab man kleine Sträußchen getrockneter Kräuter oder Leinensäckchen mit Blüten zum Badewasser. Heute kannst du aus unzähligen duftenden Badesalzen, -zusätzen und -ölen wählen oder dein Badewasser mit in Pflanzenöl gelösten ätherischen Ölen parfümieren. Letzere sind allerdings mit Bedacht zu genießen: Manche Sorten wie Basilikum, Zimt, Nelke, Minze, Thymian und Ingwer können empfindliche Haut reizen und sollten, wenn überhaupt, nur sparsam verwendet werden. Ihr Dampf kann außerdem in den Augen brennen. Andere Düfte wie zum Beispiel Muskat dürfen nicht verwendet werden, wenn du bestimmte Medikamente nimmst. Bei jeglichen Bedenken solltest du immer einen Arzt fragen.

Grapefruit und Lavendel sind zwei sehr wohltuende Duftstoffe: Lavendel eignet sich am besten für das abendliche Bad, er entspannt beanspruchte Muskeln und fördert einen erholsamen Schlaf. Grapefruit dagegen ist ein belebender Duft, ein Bad am Morgen mit diesem Zusatz wird deine Sinne wachkitzeln. Bei Muskelkater hilft Majoran.

LASS WARMES WASSER (etwa 37 °C) in deine Badewanne ein. Löse sechs bis acht Tropfen eines ätherischen Öls deiner Wahl in einem Teelöffel Pflanzen-, Traubenkern- oder Mandelöl auf und träufle das Gemisch auf die Wasseroberfläche. Vergiss nicht, vorher die Badezimmertür zu schließen, damit die duftenden Dämpfe nicht entweichen können! Jetzt steig in die Wanne, lehn dich zurück, lies ein Buch oder höre ein wenig Musik — was immer dir dabei hilft, zu entspannen. Das Bad sollte mindestens zehn Minuten dauern, noch besser ist es, wenn du eine gute halbe Stunde in der Wanne verweilen kannst. Gönn dir diese Auszeit und genieße sie!

Es gibt noch eine ganze Reihe anderer einfacher Möglichkeiten, um deiner Badekultur die nötige Würze zu geben. Hier ist ein wenig Kreativität gefragt: Ein paar Teebeutel mit Kamillenblüten im Wasser helfen bei Hautproblemen und wirken gegen Schlaflosigkeit, grüner Tee entgiftet. Eine Handvoll Orangen- oder Zitronenschale oder auch einige Zweige Rosmarin im Badewasser sorgen für einen Frischekick und machen munter. Auch der anregende Duft der Bergamotte eignet sich gut für ein Bad am Morgen.

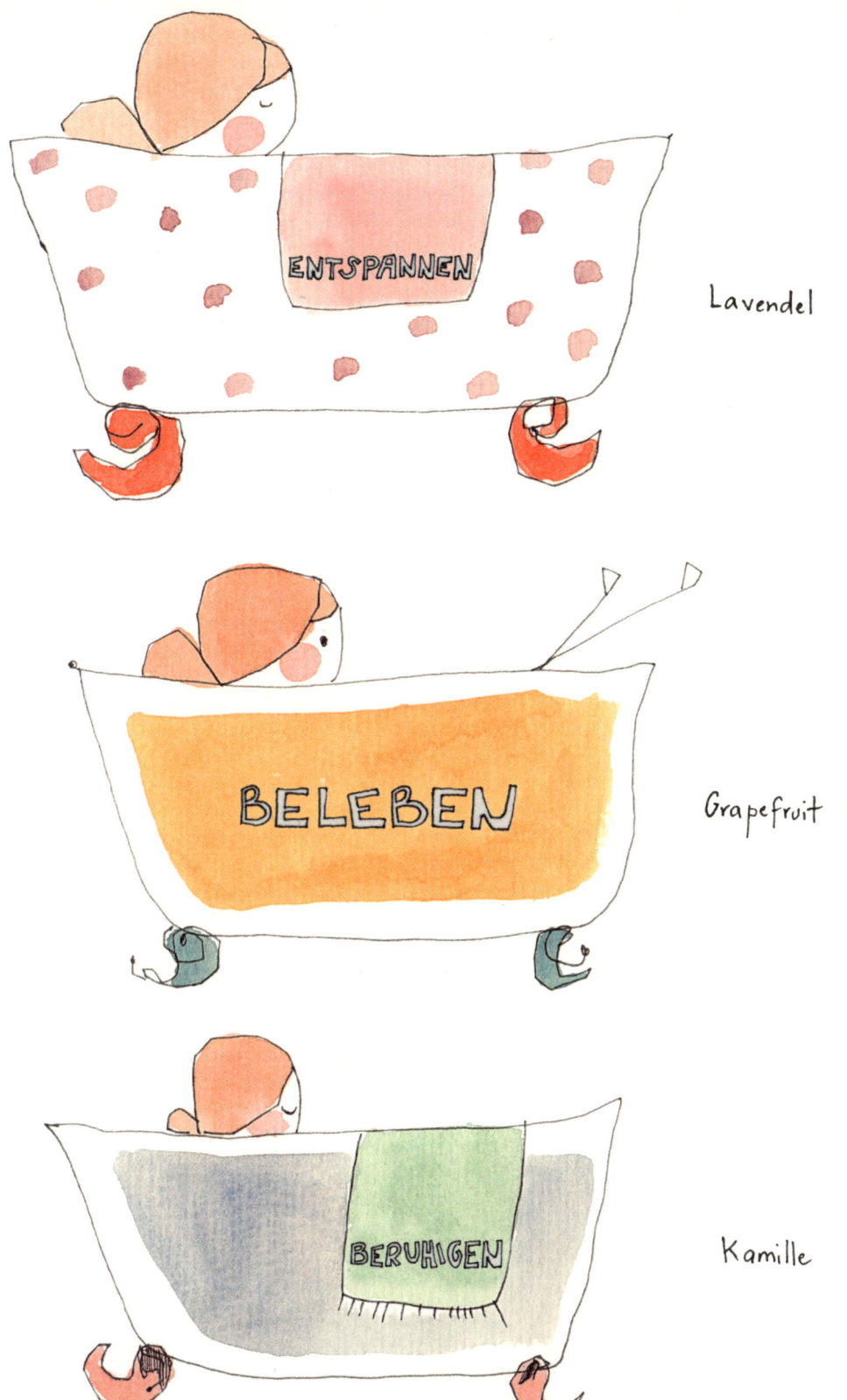

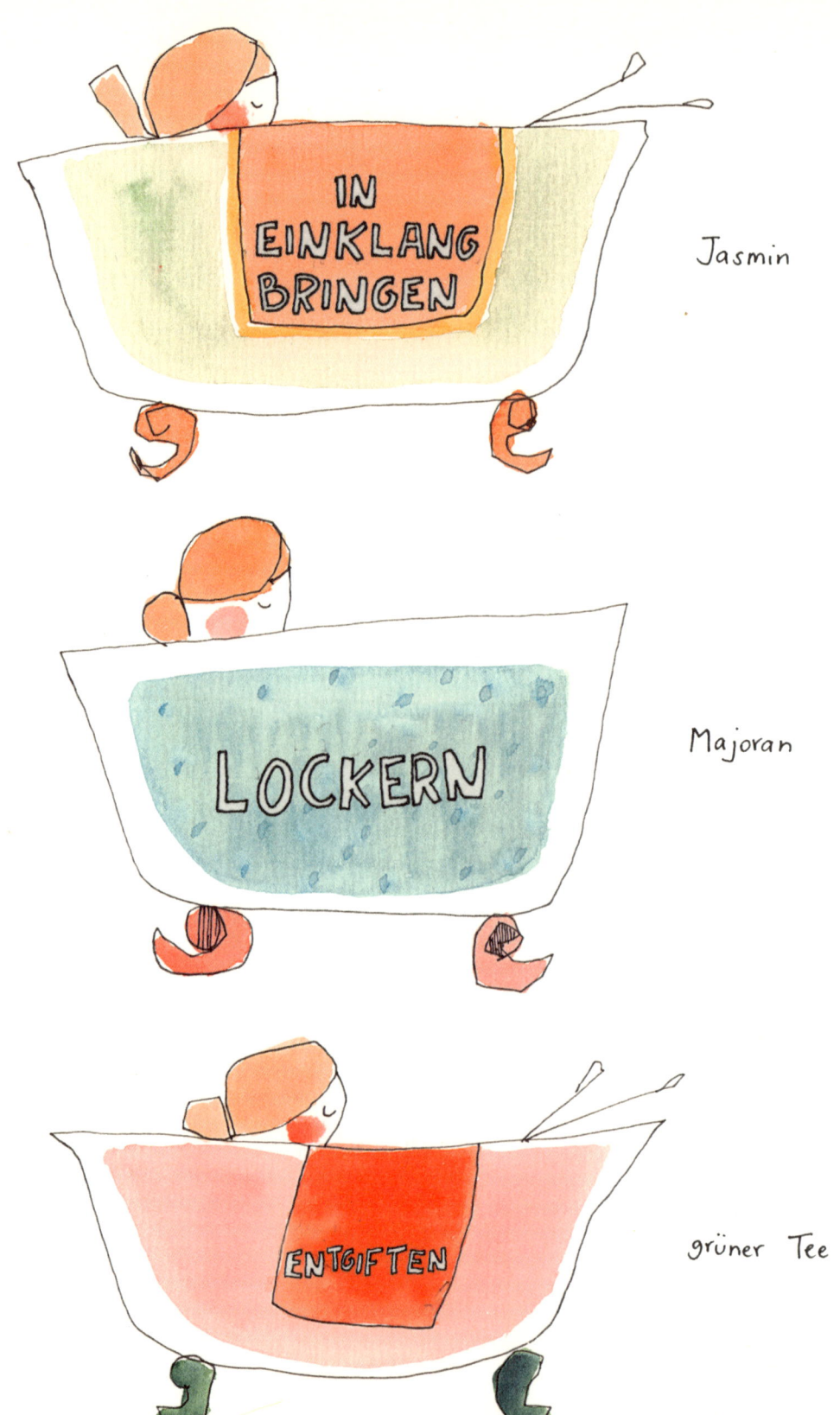

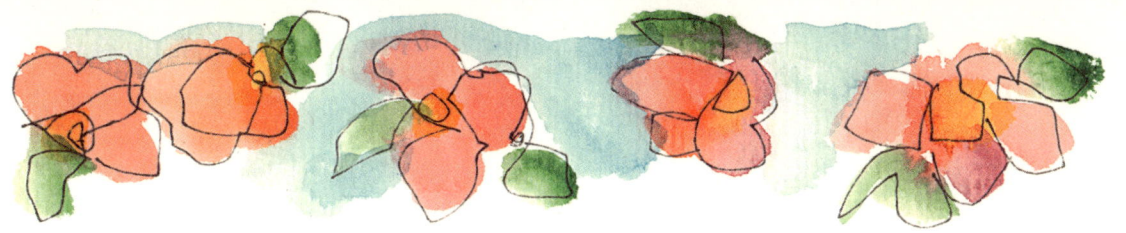

Bei Hautausschlag, Insektenstichen, Juckreiz, Ekzemen und anderen Hautproblemen solltest du es mal mit einem Haferflockenbad versuchen. Mahle eine Tasse Haferflocken im Mixer oder mit der Küchenmaschine zu feinem Mehl. Gib das Haferflockenmehl unter Rühren zu deinem Badewasser, damit sich keine Klümpchen bilden. Am besten steigst du zweimal täglich (oder nach Bedarf) 15–20 Minuten in die Wanne – so gibst du deiner Haut die Chance, sich zu beruhigen und zu regenerieren. Eine glutenfreie Alternative ist ein Bad mit Ziegenmilch. Füge deinem Badewasser eineinhalb Tassen Ziegenmilchpulver zu (erhältlich in Bioläden). Das pflegt die Haut und macht sie samtweich. Ziegenmilch ist sehr sanft zu empfindlicher Haut und hat einen süßen Duft. Wenn du aus dem Wasser steigst, rubbel dich nicht ab, sondern tupfe deine Haut mit einem weichen Handtuch trocken, um Hautreizungen nicht noch zu verschlimmern.

Du fühlst dich elend, hast aber keine Badewanne? Keine Sorge: Auch ohne Wanne kannst du ein Verwöhnprogramm für Körper und Seele genießen. Es gibt eine riesige Auswahl an herrlichen Duschölen und -gels, die du beim Duschen mit einem weichen Schwamm auftragen kannst. Einige davon wirken wie ein Peeling und hinterlassen einen himmlischen Duft! Und anstatt in parfümiertes Wasser einzutauchen, kannst du während deiner Badezimmer-Auszeit ätherische Öle in einer Duftlampe erhitzen. Oder du zündest eine Duftkerze deiner Wahl an. Du solltest aber darauf Acht geben, welche Düfte du miteinander kombinierst, und vorsichtig im Umgang mit stark duftenden Ölen sein: Sich beißende oder sehr penetrante Düfte können in deinem Badezimmer schnell „dicke Luft" verbreiten.

Heißes Wasser auf der Haut wirkt Wunder, seine lindernde Zauberkraft vertreibt Müdigkeit und Schmerzen. Mit ein wenig Kreativität, Einsatz und Inspiration verwandelst du dein Baderitual in ein luxuriöses Wohlfühlprogramm.

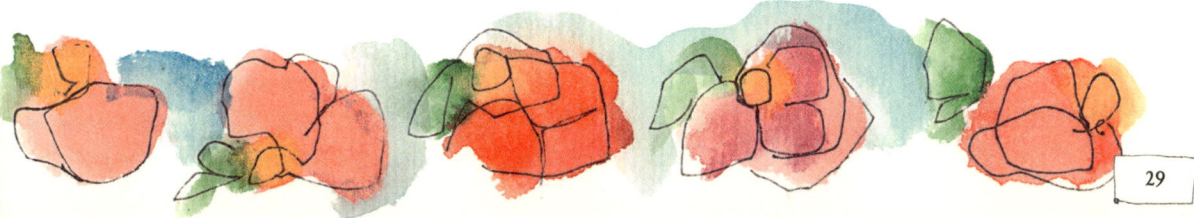

Schattentheater

Vertreib dir die Zeit im Bett mit Schattentheater! Alles, was du brauchst, sind eine weiße Wand und eine Nachttischlampe — schon werden in deinem Schlafzimmer die tollsten Geschöpfe lebendig!

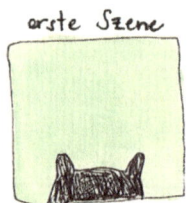
erste Szene

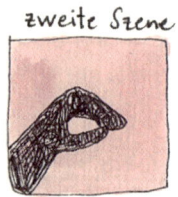
zweite Szene

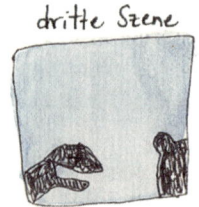
dritte Szene

Das Schattentheater ist eine fantasievolle Form der Kunst, die es erlaubt, sich mit einfachsten Mitteln kreativ zu betätigen. Seine Geschichte beginnt vor über 2000 Jahren. Damals soll ein Minister des Kaisers von China einigen Kindern dabei zugesehen haben, wie sie mit ihren Puppen spielten. Die Puppen warfen wunderschöne Schatten an die Wand. Da sein Herr seit dem Tod seiner Lieblingskonkubine traurig und verzweifelt war und dringend ein wenig Aufheiterung vertragen konnte, hatte der Minister folgende Idee: Er entwarf eine Puppe, die die verlorene Liebe seines Herrn darstellen sollte. Er hoffte, dass ihr schwebender, tanzender Schatten die Lebensgeister des Kaisers wecken und ihn von seiner Verzweiflung befreien würde.

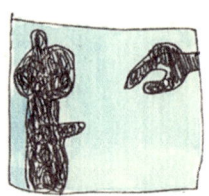
vierte Szene

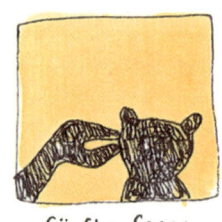
fünfte Szene

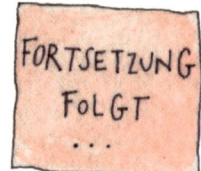
sechste Szene

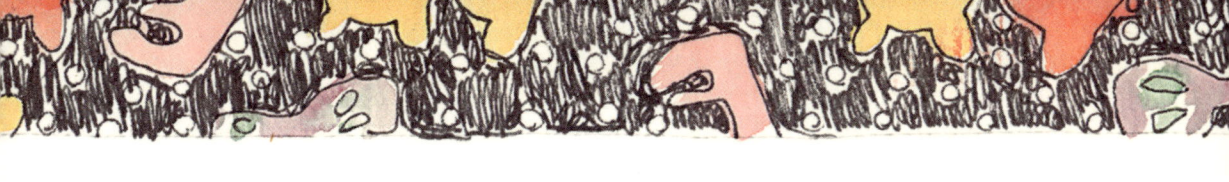

IM CHINESISCHEN KAISERREICH stellte man Schattenspielfiguren aus Esels- oder Schafsleder her. Die Figuren wurden von einer Lichtquelle angestrahlt und ihr Schatten so auf einem Schirm aus Papier sichtbar. Das Publikum saß auf der anderen Seite des Schirms. Der Puppenspieler lenkte seine Marionette mithilfe von Schnüren, die an Stäben befestigt waren. Meistens bewegte er mit einer Hand den Kopf der Figur und erweckte mit der anderen die Hände der Puppe zum Leben. Manche Figuren bestanden zum Teil aus durchscheinendem, farbigem Papier. War der Puppenspieler geschickt, formten sich aus zwei Figuren reizvolle neue Schatten und zauberhafte Farbspiele. Die Zuschauer liebten das Schattentheater, weil sich in ihm Musik, bewegte Bilder, Ton und Farben zu einem aufregenden Ganzen vereinten.

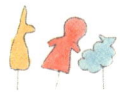

DAS SCHATTENTHEATER unterhält die Menschen seit Jahrhunderten und wurde auch gern für religiöse Lehrstücke oder politische Satiren eingesetzt. In der ganzen Welt erfreuen sich auch heute noch Jung und Alt daran. Besonders Java, die Türkei und Indien rühmen sich ihrer reichen Traditionen in dieser Kunst. Heute werden Schattenspielfiguren nur noch selten aus Leder hergestellt.

Deine eigenen Figuren kannst du aus Papier, Karton oder Holz basteln. Auch alte Haushaltsgegenstände kannst du dafür verwenden. Aufwendigere Figuren mit Gelenken werden mithilfe von Schnüren bewegt – einfache Figuren kannst du mit einem einzelnen Stab, den du in der Hand hältst, zum Leben erwecken. Du kannst ein Bettlaken aufhängen, auf das die Schatten projiziert werden, oder die Schatten direkt an eine weiße Wand werfen. Sobald das Licht deiner Nachttischlampe auf die Wand fällt, werden die Schatten zu tanzen beginnen. Wichtig ist, dass du zwischen der Lampe und der Bildfläche sitzt!

So lässt du selbst die Puppen tanzen

Schattentheater ist die ideale Bettbespassung. Während du gemütlich bei schummerigem Licht in den Kissen liegst und die heimelige Atmosphäre in deinem Schlafzimmer genießt, kannst du dir die wildesten Geschichten ausdenken. Lass sie in Schattenform auf deiner Zimmerwand lebendig werden! Wenn dir deine Hände zum Formen der Schatten nicht genügen, kannst du auch die Puppen tanzen lassen. Mithilfe dieser Anleitung bastelst du dir Schattenfiguren ganz einfach selbst:

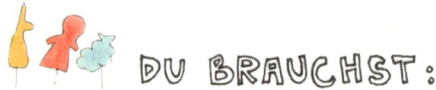

Du brauchst:

- Papier, Karton, alte Haushaltsgegenstände wie Eierkartons, Toilettenrollen und andere Dinge, die interessante Schatten werfen
- Stifte
- Stöckchen oder Stäbe
- Schere
- Klebstoff und Klebeband
- für ausgefeiltere Puppen: Draht und Flachkopfklammern für bewegliche Glieder
- farbiges Transparentpapier
- Lichtquelle (zum Beispiel Nachttischlampe, Laterne oder Kerze)
- weiße (Lein-)Wand

1 Überlege dir, welche Eigenschaften deine Puppen haben sollen, und denk dir eine Geschichte für sie aus. Bestimme Requisiten und Szenerie. Möchtest du, dass deine Figuren menschlich sind? Oder sind es Tiere, Pflanzen, Gegenstände oder Gebäude? Willst du einen Krimi, ein Märchen oder eine Gutenachtgeschichte aufführen? Werden deine Puppen singen und tanzen? Sind sie frech, energiegeladen oder eher schüchtern? Du hast unendlich viele Möglichkeiten – lass deiner Fantasie freien Lauf!

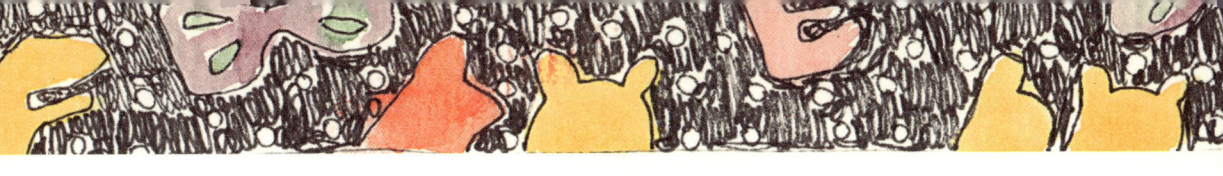

2 Entwirf die Gestalt deiner Figuren. Zeichne ihre Umrisse auf Karton und schneide sie aus. Wenn du Löcher in deine Figuren schneidest und sie mit farbigem Transparentpapier überklebst, erhältst du einen wunderschönen Buntglaseffekt.

3 Du kannst deinen Figuren noch mehr Leben einhauchen, indem du mithilfe von Draht und Flachkopfklammern Schultern, Ellenbogen, Handgelenke, Knie und Fußgelenke anfertigst. Wenn du jetzt noch Stäbe an den verschiedenen Körperteilen befestigst, kannst du die Glieder deiner Puppe einzeln bewegen. Das ist dir zu kompliziert? Dann tut es auch ein einziger Stab, den du am Rücken deiner Figur befestigst.

4 Wähle den passenden Hintergrund. Die Wand sollte frei sein, damit deine Bühne nicht zum Hindernisparcours wird. Außerdem sind deine Schatten dann gut sichtbar. Wenn du gemütlich in den Kissen lümmelst, bietet sich die Wand neben deinem Bett an.

5 Es werde Licht! Wähle eine Lichtquelle – je heller, desto besser. Wenn du Kerzenlicht benutzt, solltest du alle anderen Lichter ausschalten, damit die Schatten trotzdem gut sichtbar sind. Du selbst solltest zwischen der Lichtquelle und der Wand sitzen. Die Lichtquelle sollte sich aber oberhalb deines Kopfes befinden, damit du deinen eigenen Schatten nicht siehst.

6 Showtime! Jetzt kannst du deinen Geschichten und Figuren Leben einhauchen und ihre Schatten über die Wand tanzen lassen – wenn du magst, zu Musik und anderen Geräuscheffekten. Vielleicht springt dir ein begeisterter Zuschauer zur Seite, damit ihr mehrere Figuren gleichzeitig auf die Bühne bringen könnt?

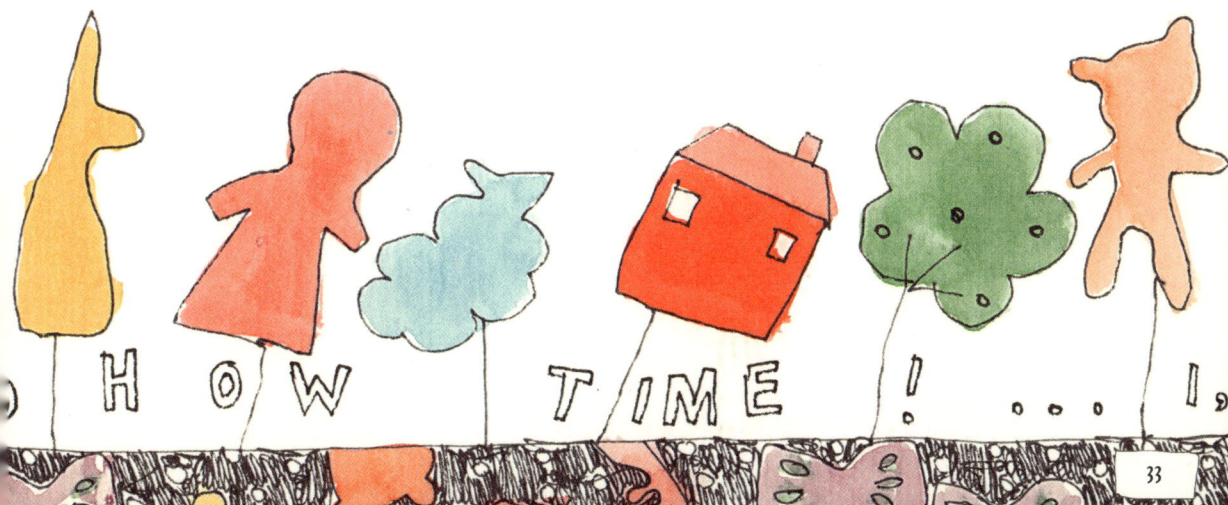

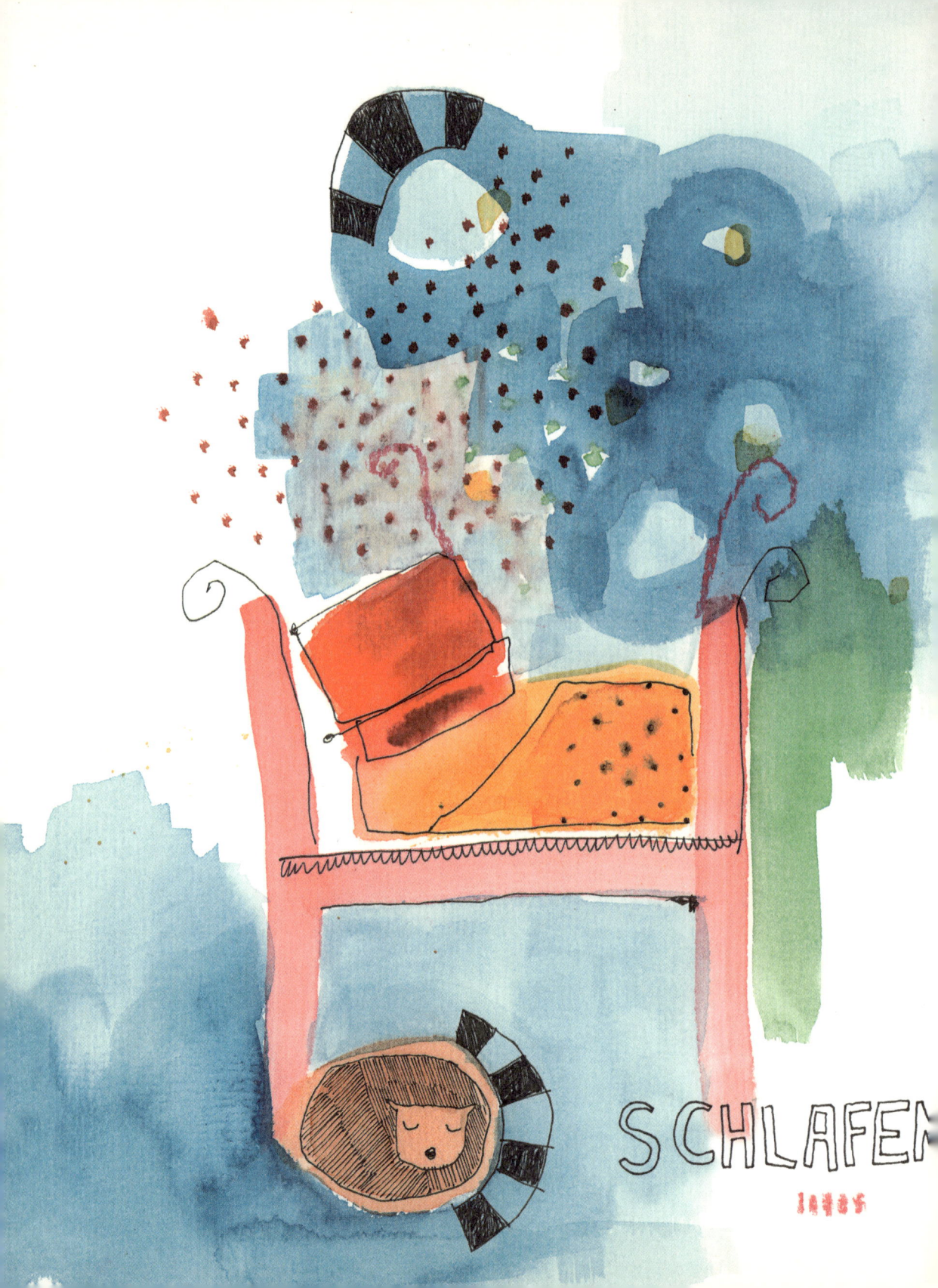

BETT, HÄNGEMATTE, ZELT ODER IGLU?

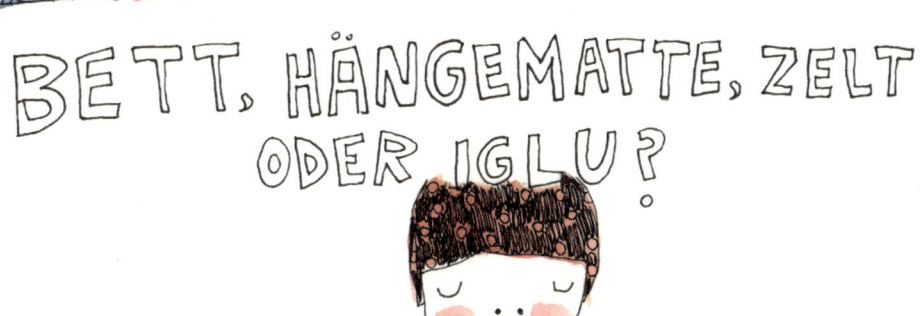

Wo legst du dich nieder?

MANCHE DENKEN VIELLEICHT, dass man nur im Bett so richtig gut schläft, doch tatsächlich schlafen Menschen an allen möglichen Orten. Man kann es sich auf viele verschiedene Arten gemütlich machen.

Die Inuit schliefen früher in Iglus, Camper finden nichts schöner, als sich in einem Zelt auszustrecken, und Seefahrer halten ihr Nickerchen gerne in der Koje. Entdecker machen es sich in Höhlen gemütlich, und Astronauten schlafen sogar senkrecht und müssen sich anleinen, damit sie im Schlaf nicht umherschweben.

Unsere Schlafstätten sind geprägt von Bräuchen, Traditionen und persönlichen Lebensumständen. In tropischen Regionen lassen die Menschen ihre Seele in Hängematten unter dem Sternenhimmel baumeln, sie schlafen in einfachen Hütten am Strand oder in Baumhäusern.

Ein wichtiger Bestandteil der japanischen Schlafkultur sind Tatami-Matten. Sie werden aus Reisstroh geflochten und sind üblicherweise etwa 90 mal 180 Zentimeter groß und 5,5 Zentimeter dick. Über die Matte wird ein Futon gelegt und man schläft bodennah. Das Auslegen der Tatami auf dem Boden ist eine Kunst und funktioniert nach genau festgelegten Regeln. Man sagt, dass es Unglück bringt, die Matten falsch anzuordnen.

Vielleicht hast du auch schon von Menschen gehört, die an den unmöglichsten Orten eingeschlafen sind: beim Friseur, in Waschsalons, sogar in Supermärkten! Auf den nächsten Seiten kannst du ankreuzen, wo du dich schon zur Ruhe gebettet hast.

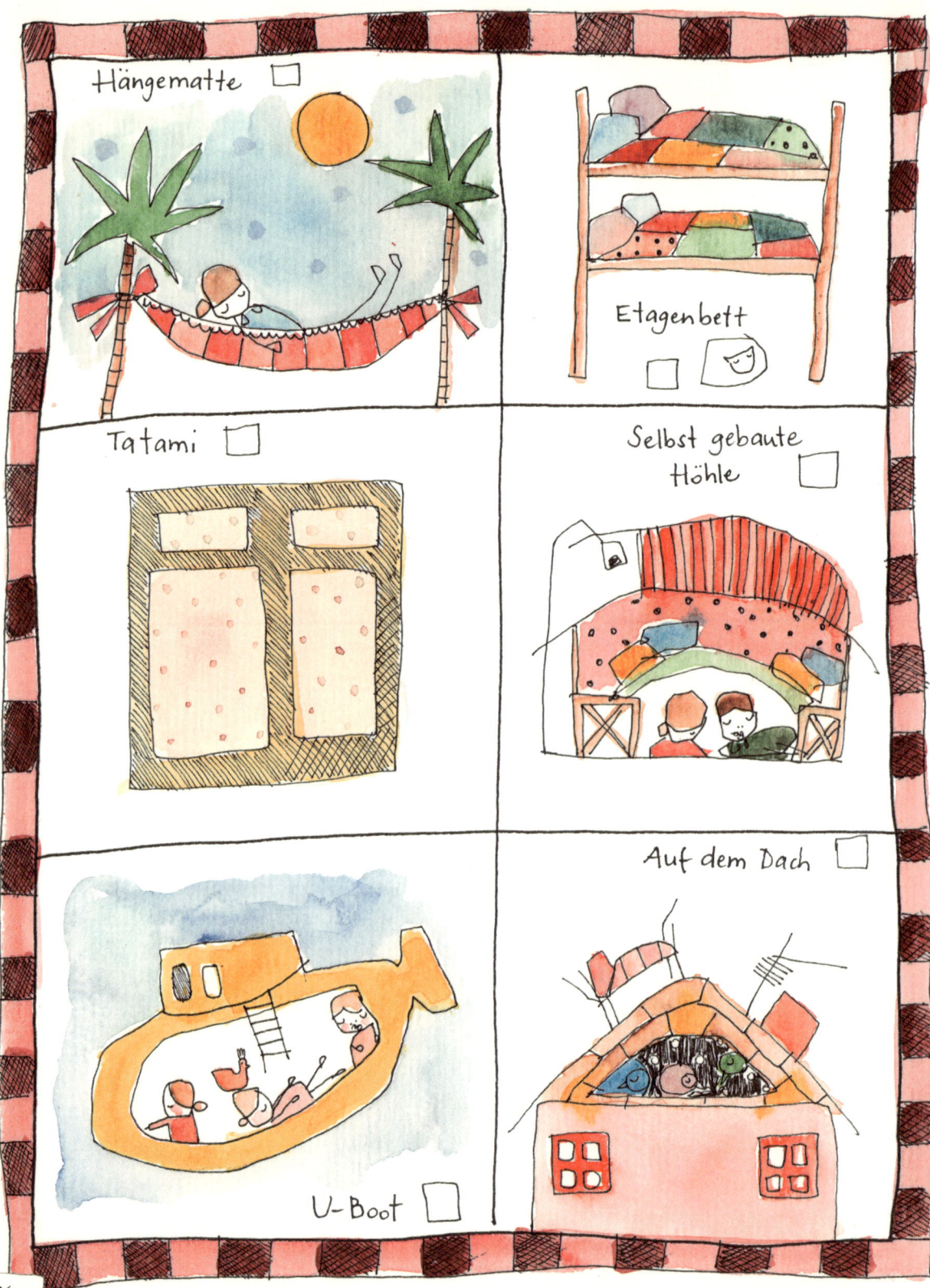

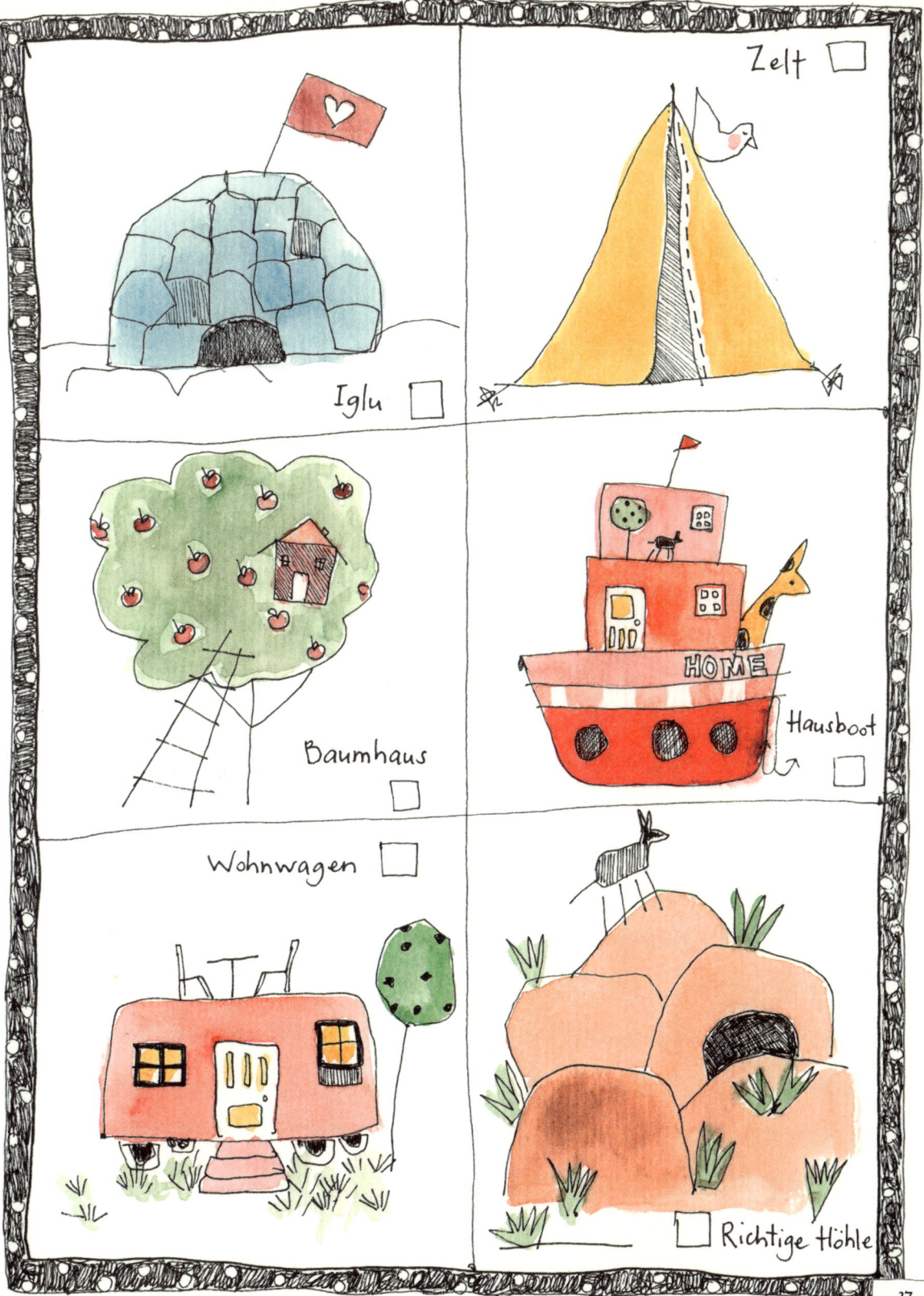

Was deine Schlafposition über dich verrät

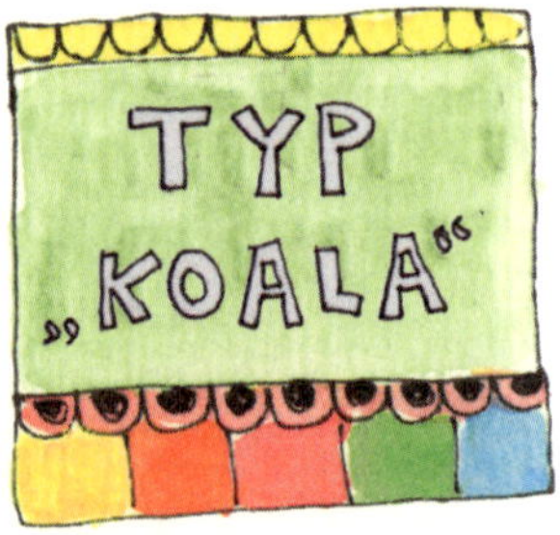

Typ „Koala"

Du liebst Hustenbonbons mit Eukalyptusgeschmack und handgestrickte Wollpullis. Du bist liebevoll, loyal und belesen und ein echter Langschläfer. In deinen kurzen Wachphasen legst du Wert auf intelligente Gesellschaft.

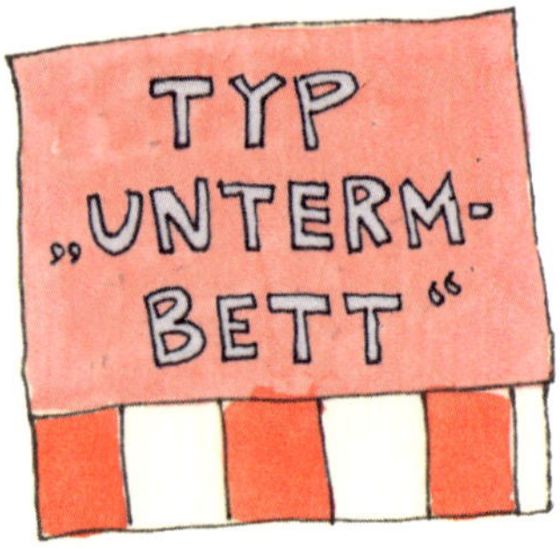

Typ „Unterm Bett"

Du bist wahrscheinlich exzentrisch, hast schon als Kind eindrucksvolle Verstecke gebaut und besitzt eine Schwäche für Höhlen. Besondere Interessen: die Geschichte der römischen Katakomben und die verborgenen Schätze des Alten Ägypten.

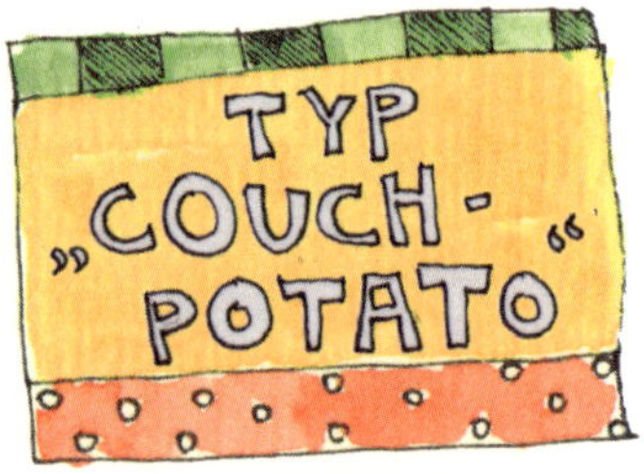

Typ „Couch-Potato"

Du empfindest eine besondere Zuneigung zu deinem Fernseher. Mit großer Wahrscheinlichkeit findet man altes Popcorn in den Ritzen deiner Couch und am Montagmorgen einen Abdruck der Fernbedienung auf deiner Wange.

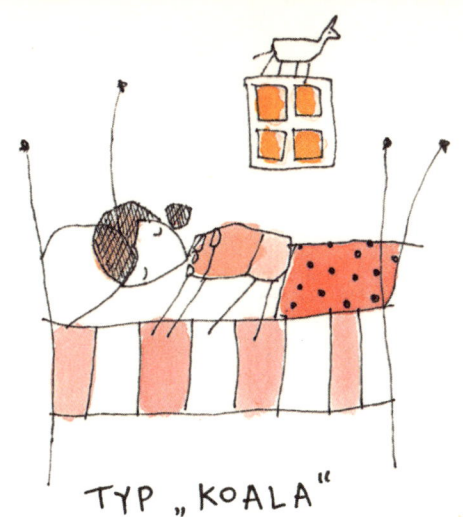

TYP „KOALA"

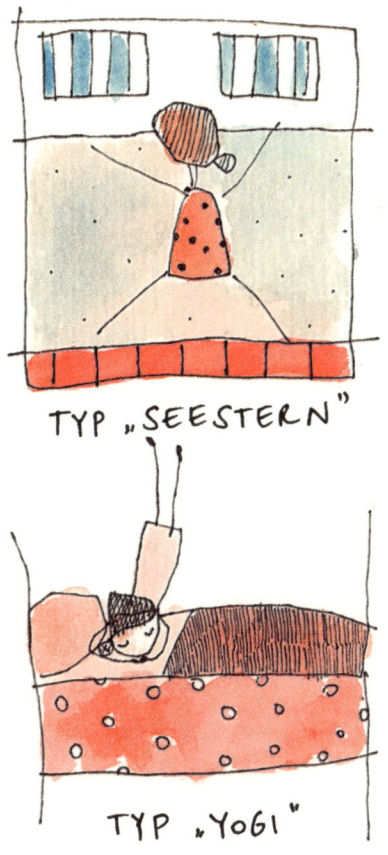

TYP „SEESTERN"

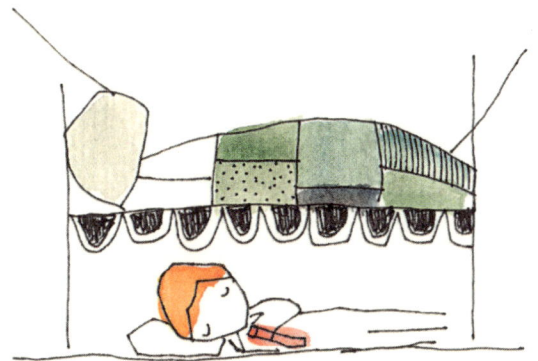

TYP „UNTERM-BETT"

TYP „YOGI"

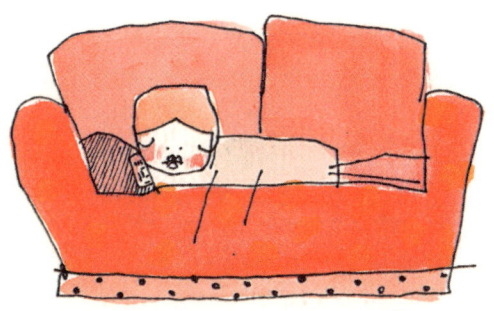

TYP „COUCH-POTATO"

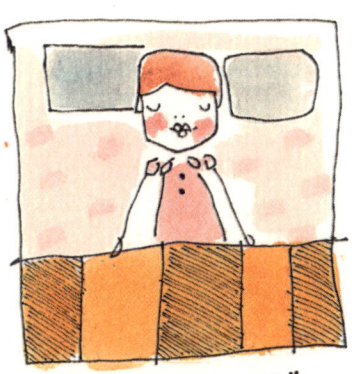

TYP „TIPPTOPP"

Typ „Seestern"

DU BIST BESITZERGREIFEND und brauchst viel Raum für dich selbst. Leute, die dir bei einer Unterhaltung zu nah auf die Pelle rücken, bringen dich völlig aus der Fassung. Du schläfst allein oder hast einen Partner, der dazu neigt, sich im Bett breit zu machen. Du verteidigst dein Revier, indem du deinerseits so viel Platz wie möglich in Beschlag nimmst. Du magst vielleicht übervorsichtig sein – bist aber auf jeden Fall sehr clever!

Typ „Yogi"

DURCH EINE AUSZEIT im Herzen Indiens traten Yoga, makrobiotisches Essen und homöopathische Zahnpasta in dein Leben. Dein Blutdruck ist vorbildlich und du trinkst gern Rooibostee. Wahrscheinlich züchtest du Keimlinge.

Typ „Tipptopp"

DU BIST GUT ORGANISIERT und hegst eine besondere Leidenschaft für Tabellenkalkulation und Desinfektionsspray. Du bist körperlich fit, sorgst gut für deine Tiere und magst Frischhaltefolie. Deine Freunde kennen dich als praktisch veranlagt, zuverlässig und pünktlich und vertrauen deinen Fähigkeiten als Kartenleserin. Du befolgst Rezepte bis ins kleinste Detail.

SCHÄFCHEN ZÄHLEN

IRGENDWIE WIRKT DAS ALTBEWÄHRTE SCHÄFCHENZÄHLEN BEI DIR NICHT MEHR? WENN DAS EINSCHLAFEN EINFACH NICHT GELINGEN WILL, VERSUCH'S MAL HIERMIT.

Das folgende Who is who macht dich mit einer Herde einzigartiger Schafe bekannt: Sie sind alle berufstätig und frönen einer besonderen Leidenschaft. Deine Aufgabe ist es, dir die Reihenfolge, in der die Schafe aufgeführt sind, und ihre Merkmale einzuprägen. Wenn du das geschafft hast, solltest du extrem müde sein – oder auch schon fest eingeschlafen.

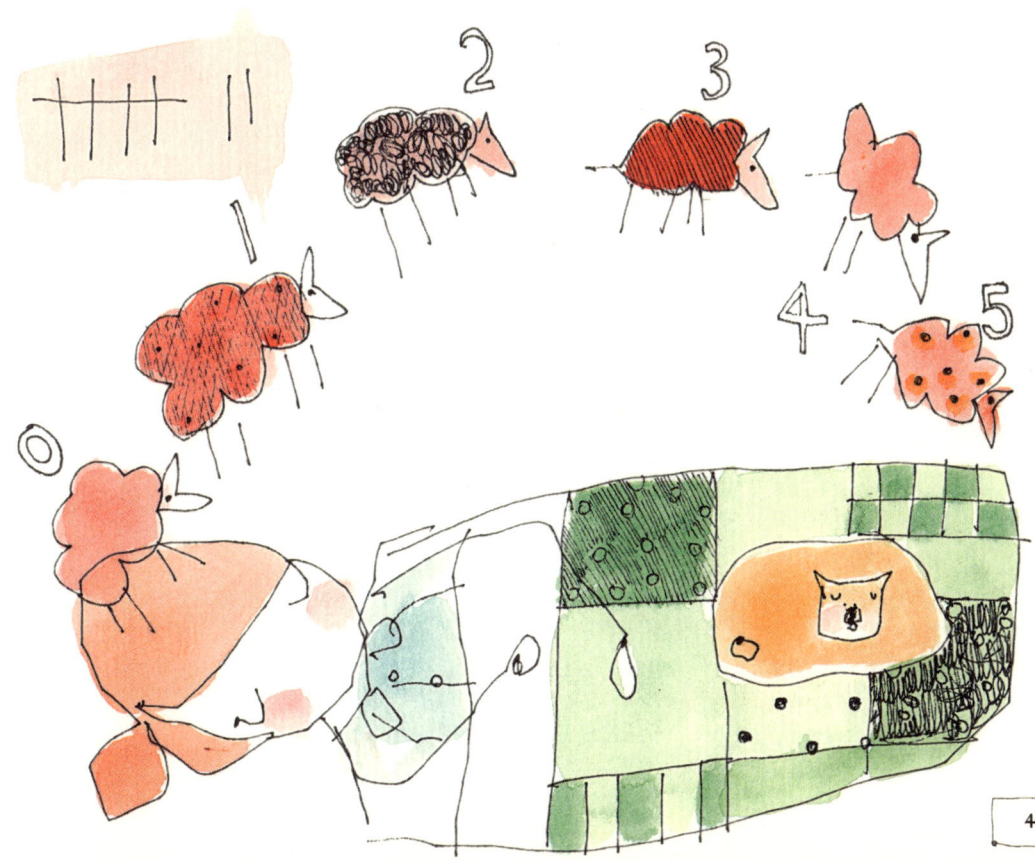

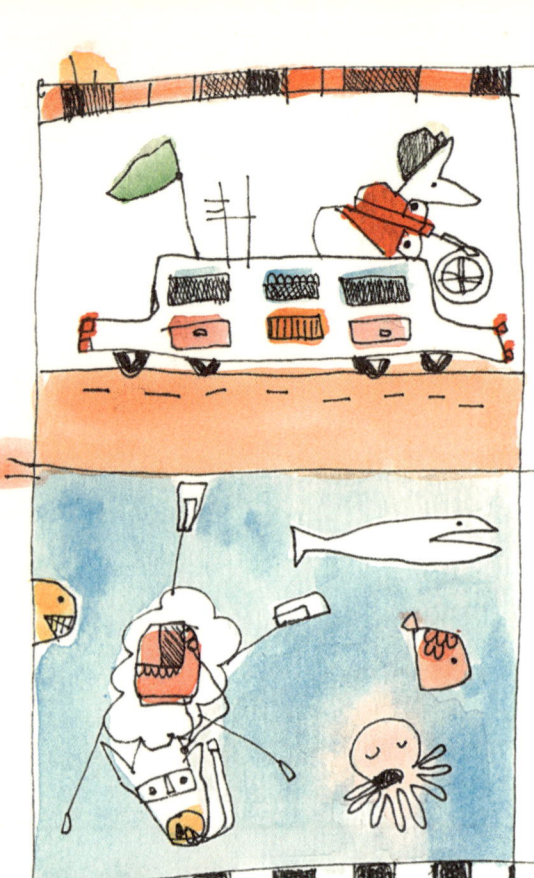

Name: Ferdinand Feiner Pinkel
Beruf: Stretchlimousinen-Fahrer
Leidenschaft: Nachtminigolf mit Leuchtbällen

Name: Pippie Wünschelrute
Beruf: Meeresbiologin
Leidenschaft: Fischstäbchen am Freitagabend

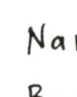

Name: Gomez Gonzales
Beruf: Privatdetektiv
Leidenschaft: Film noir

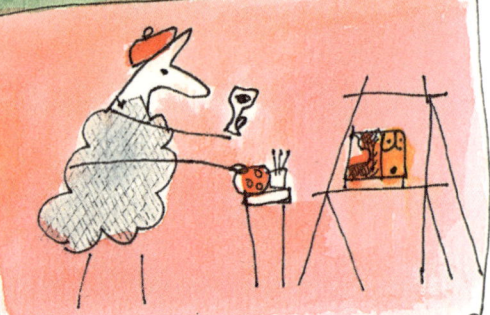

Name: Françoise la PomPom
Beruf: Künstlerin
Leidenschaft: Rotwein und Klassische Musik

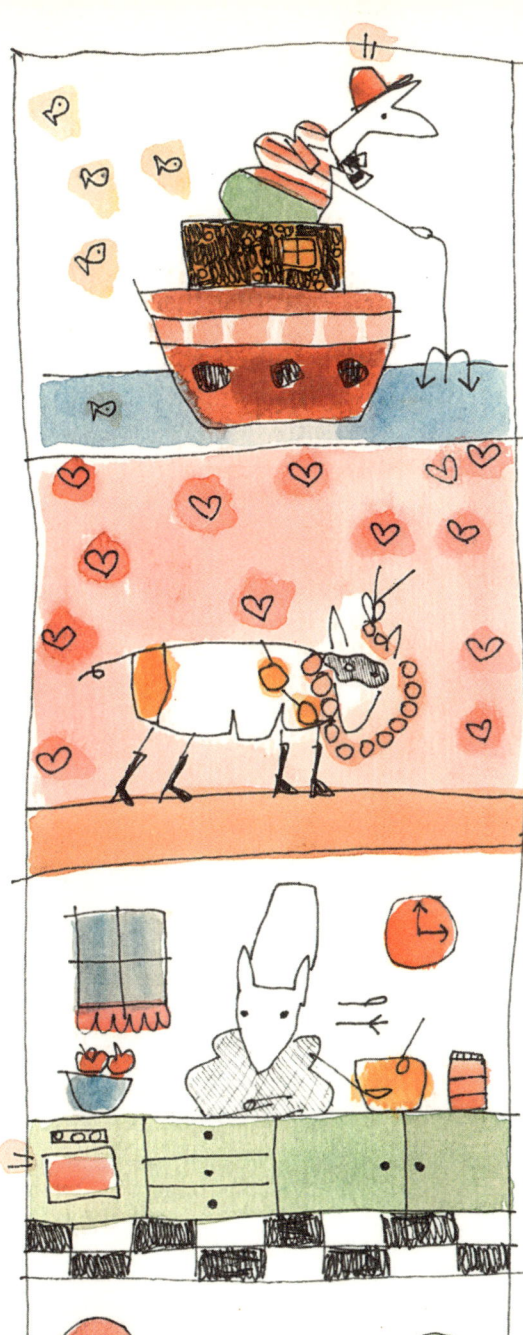

Name: Neville
Beruf: Matrose
Leidenschaft: Kate Winslet in „Titanic"

Name: Mimi Mährian
Beruf: Revuetänzerin
Leidenschaft: Schoßhündchen und Briefe mit Lippenstiftabdrücken

Name: Wolfram Würzel
Beruf: Starkoch
Leidenschaft: in der Sonne brutzeln

Name: Stefan Strauchdieb
Beruf: Landschaftsarchitekt
Leidenschaft: Kompost

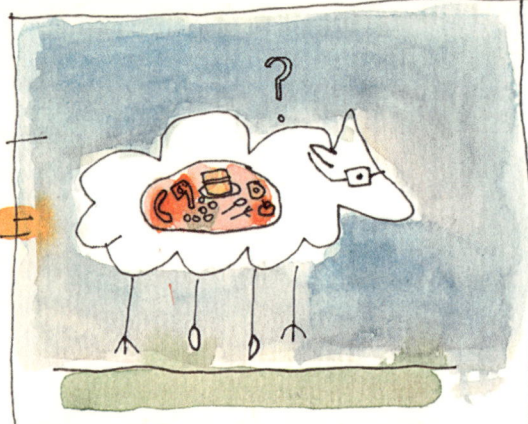

Name: Bob
Beruf: Restaurantkritiker
Leidenschaft: Peruanische Sturzbachente an Wildreis, dazu Birne mit Parmesan auf einem Bett aus Rucola (heimliche Leidenschaft: Toastbrot mit Honig)

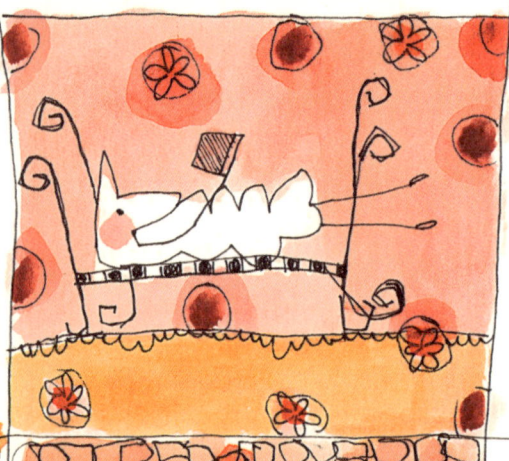

Name: Carmellina
Beruf: Psychologin
Leidenschaft: im Bett Jane Austen lesen

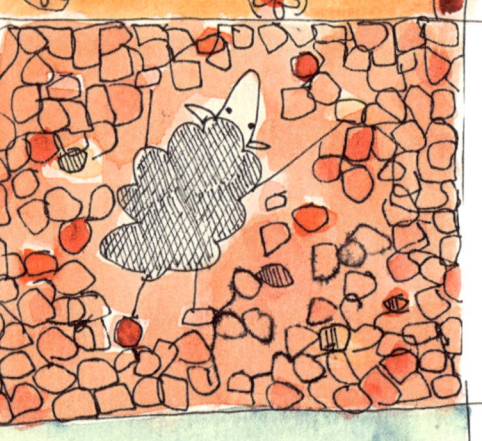

Name: Fabian Felsenflitzer
Beruf: Extrembergsteiger
Leidenschaft: Schokokekse, in warme Milch mit Honig getunkt

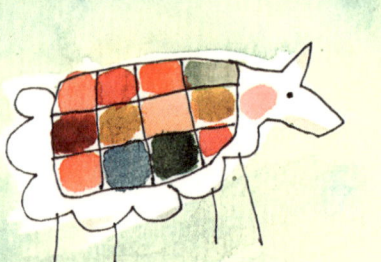

Name: Sabina Stichling
Beruf: Textildesignerin
Leidenschaft: ihre Ausgeh-Bettdecke

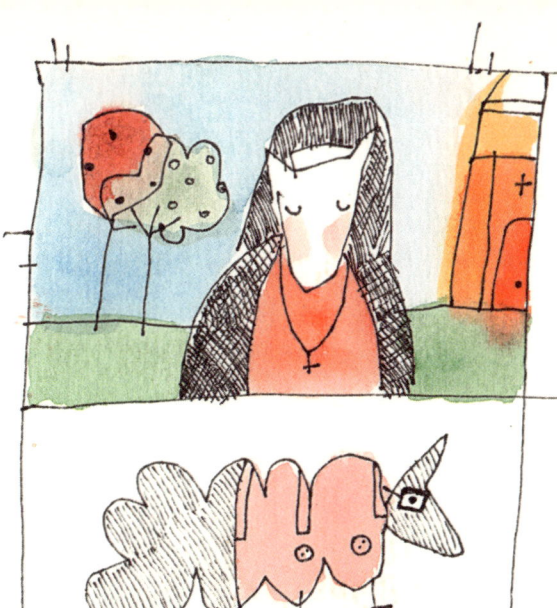

Name: Schwester Sita Zuckerschnecke
Beruf: Nonne und Chorleiterin
Leidenschaft: Popcorn im Kino

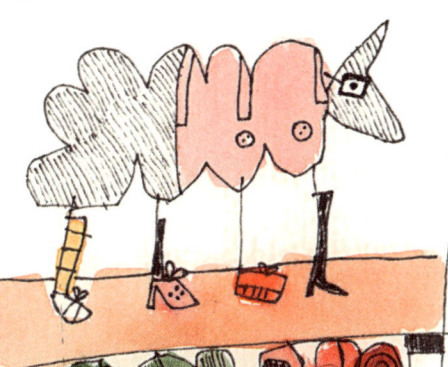

Name: Atticus Wildwest
Beruf: Schuhdesigner
Leidenschaft: Fußabdrücke sammeln

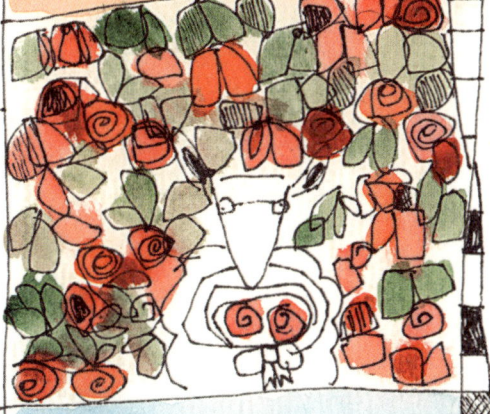

Name: Bella Blütenstaub
Beruf: Floristin
Leidenschaft: Blind Dates

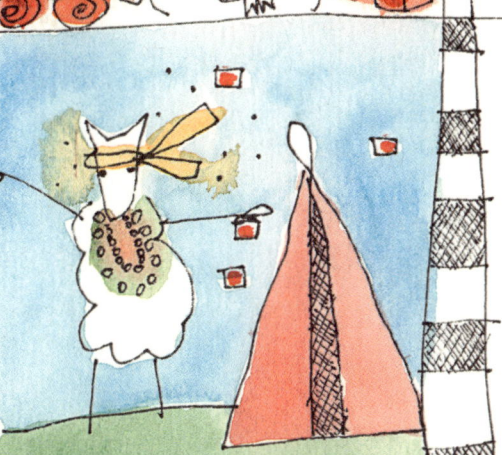

Name: Sommerset DuPuy
Beruf: Tarotkartenleger
Leidenschaft: Tofu-Gans zu Weihnachten und Großmutters Perlenketten

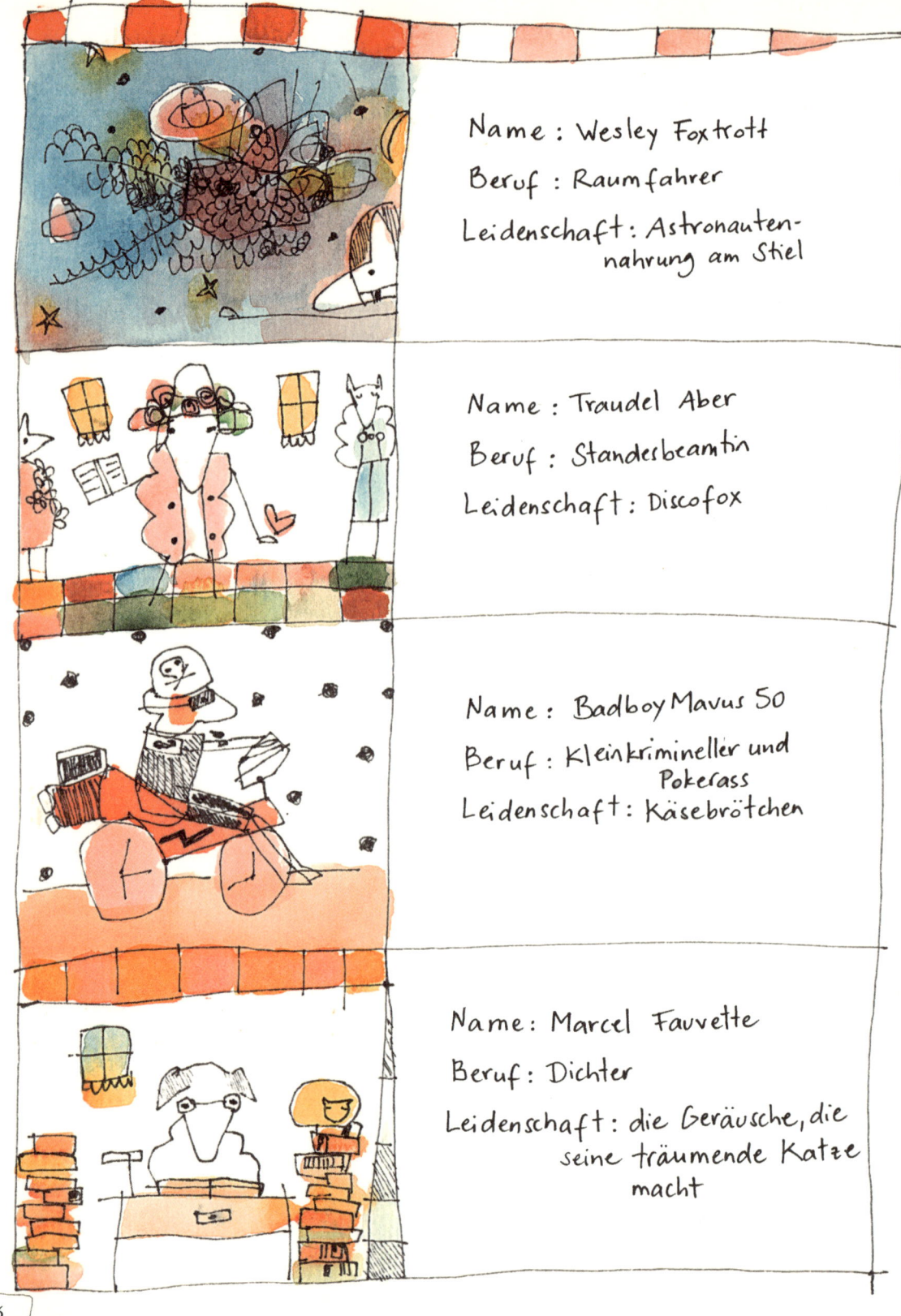

Name: Wesley Foxtrott
Beruf: Raumfahrer
Leidenschaft: Astronautennahrung am Stiel

Name: Traudel Aber
Beruf: Standesbeamtin
Leidenschaft: Discofox

Name: Badboy Mavus 50
Beruf: Kleinkrimineller und Pokerass
Leidenschaft: Käsebrötchen

Name: Marcel Fauvette
Beruf: Dichter
Leidenschaft: die Geräusche, die seine träumende Katze macht

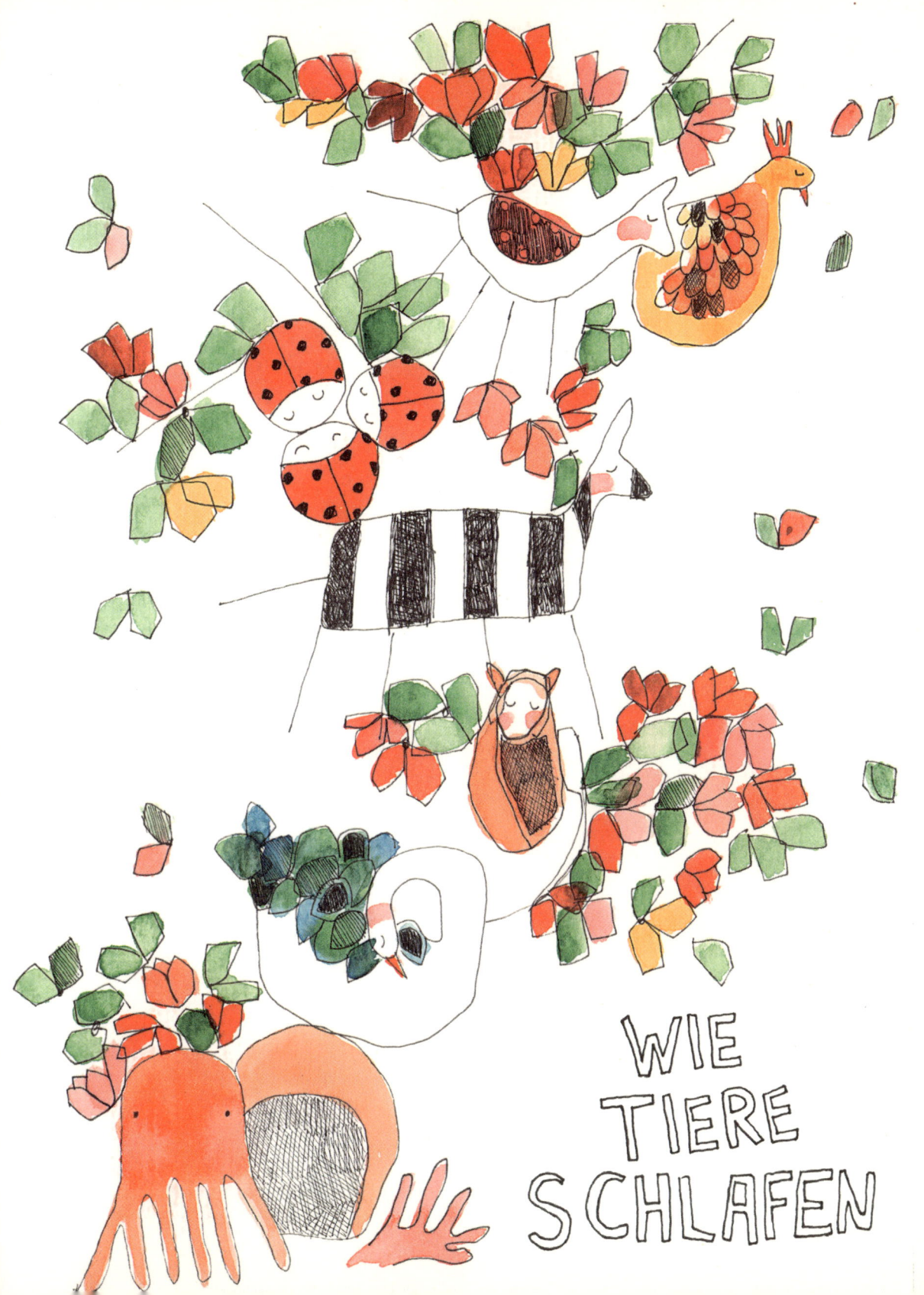

DAS ERSTAUNLICHE SCHLAFVERHALTEN UNSERER TIERISCHEN FREUNDE

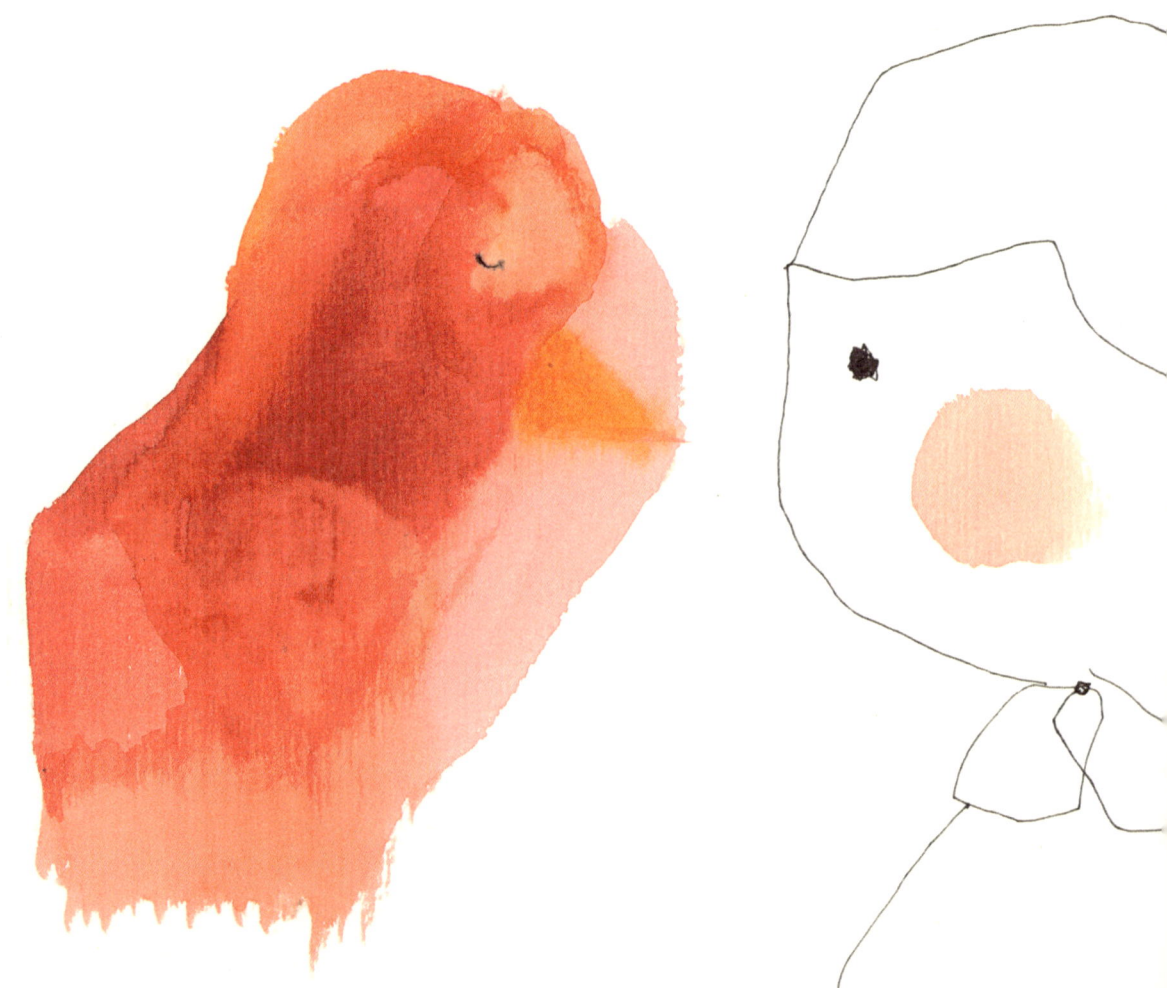

SCHLAFEN IN GRUPPEN, MIT OFFENEN AUGEN, KOPFÜBER ODER
AUF EINEM BEIN STEHEND – IN PUNCTO SCHLAFGEWOHNHEITEN
HAT DIE TIERWELT EINIGES ZU BIETEN!

Wusstest du zum Beispiel, dass müde Kraken Unterwasserhöhlen aufsuchen, in denen sie die Nacht verbringen? Und dass Eulen nachts damit beschäftigt sind, Pläne zu schmieden, Freunde zu treffen und Musik zu machen?

Wenn du einmal nicht einschlafen kannst, weil dir so viel im Kopf herumgeht, dann mach dir nichts draus! Manche Tiere schlafen praktisch nie! Enten, Delfine und Flamingos haben einen Trick entwickelt: Nachts schläft immer nur eine ihrer Gehirnhälften. So sind sie auch im Schlaf gegen Gefahren gewappnet. Wenn du dich unausgeschlafen fühlst, dann denk an die Giraffe: Sie schläft etwa zwei Stunden pro Tag – und das nicht einmal an einem Stück!

Auch andere Tiere haben seltsame Schlafgewohnheiten, wie du auf den nächsten Seiten sehen wirst. Wobei „seltsam" im Auge des Betrachters liegt: Wenn sich die Tiere unsere Schlafgewohnheiten näher anschauen würden, fänden sie die wahrscheinlich auch ziemlich lustig.

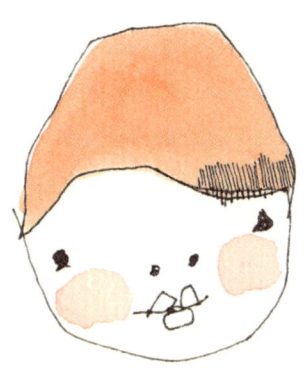
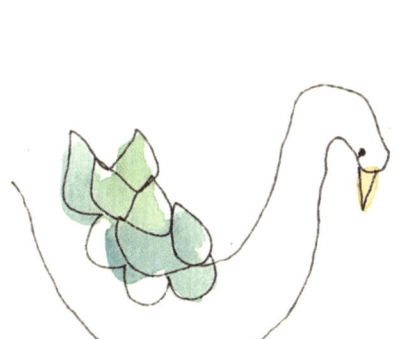
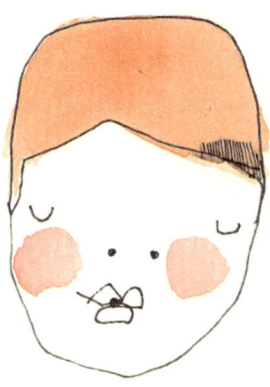

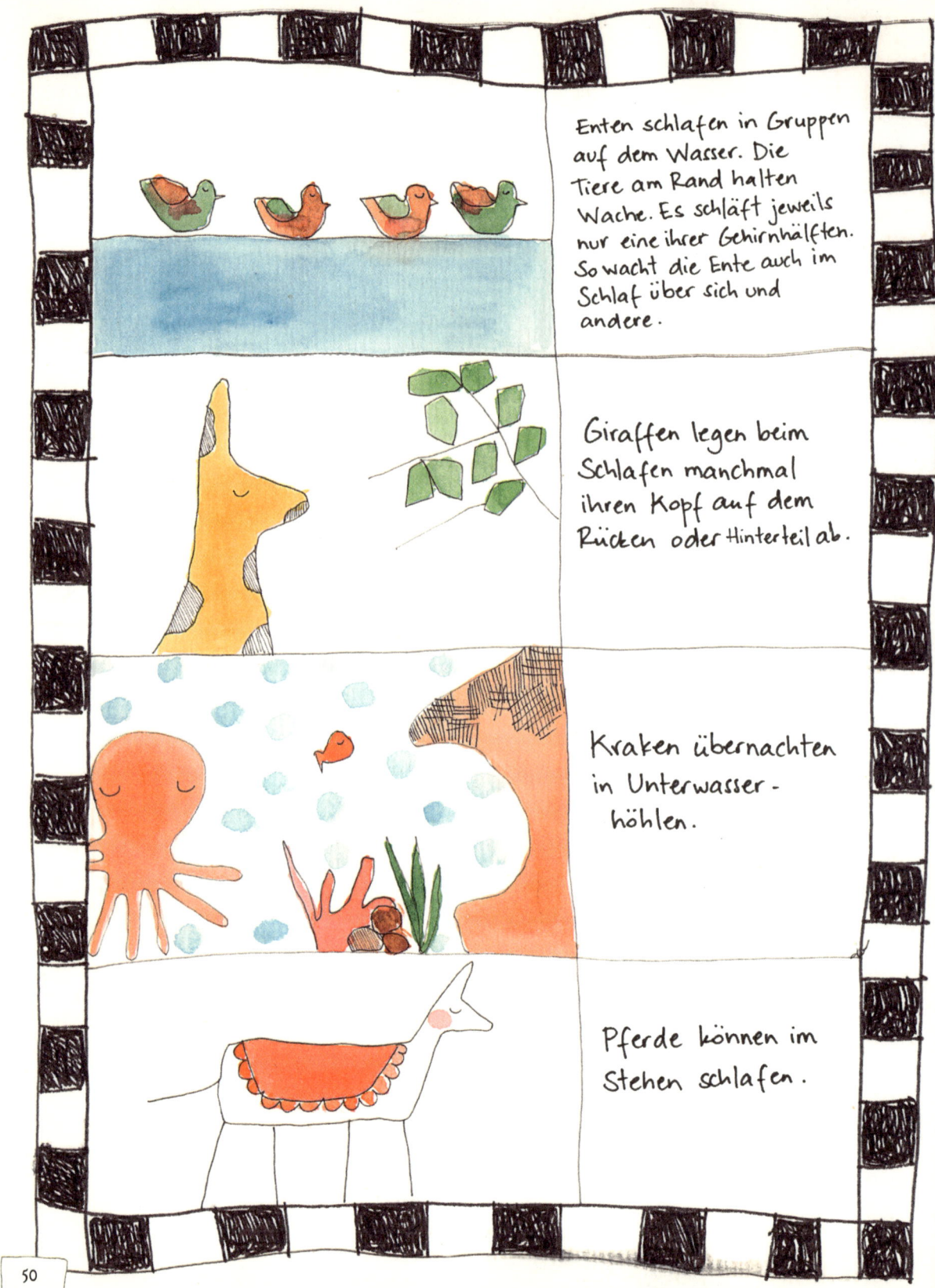

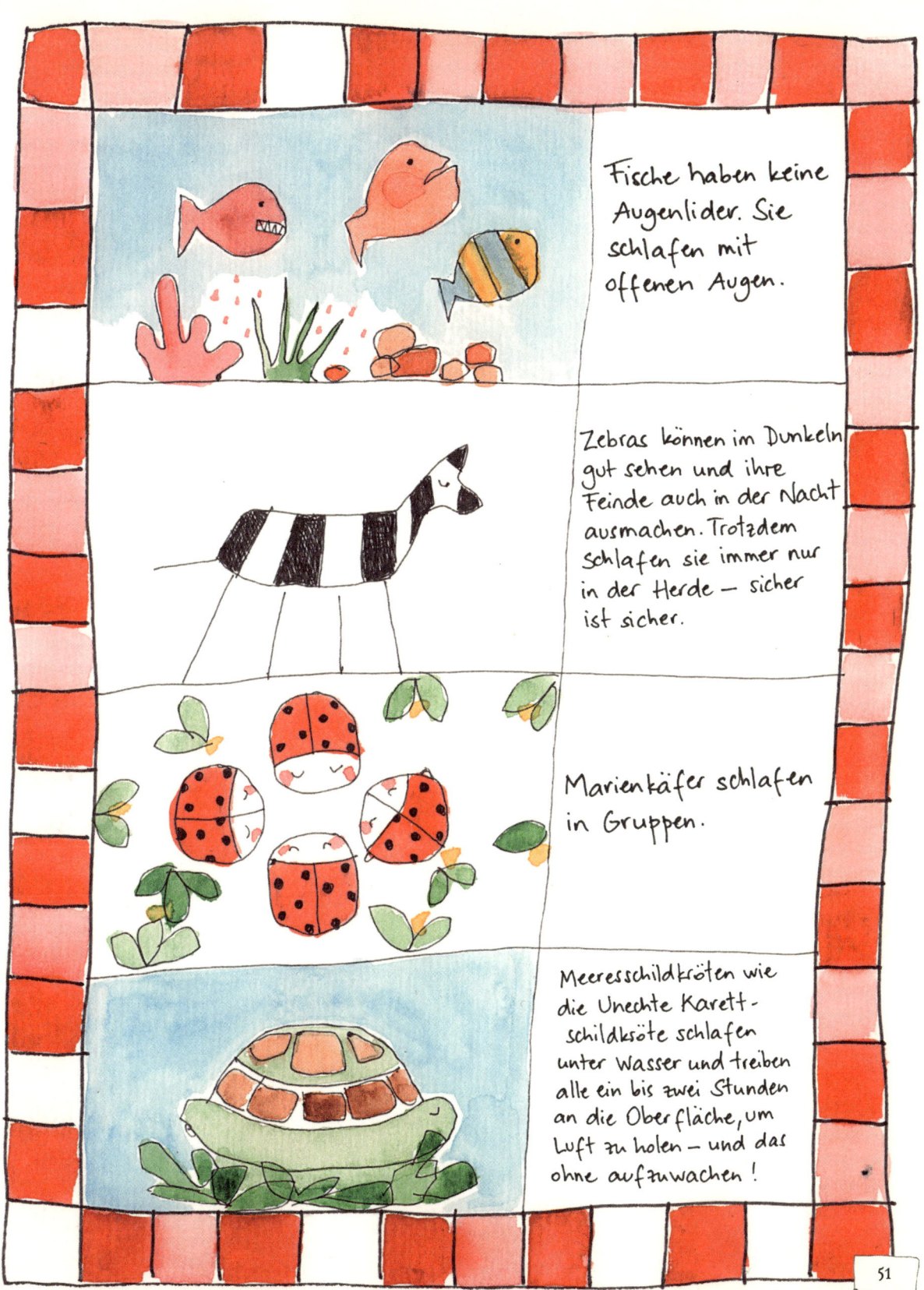

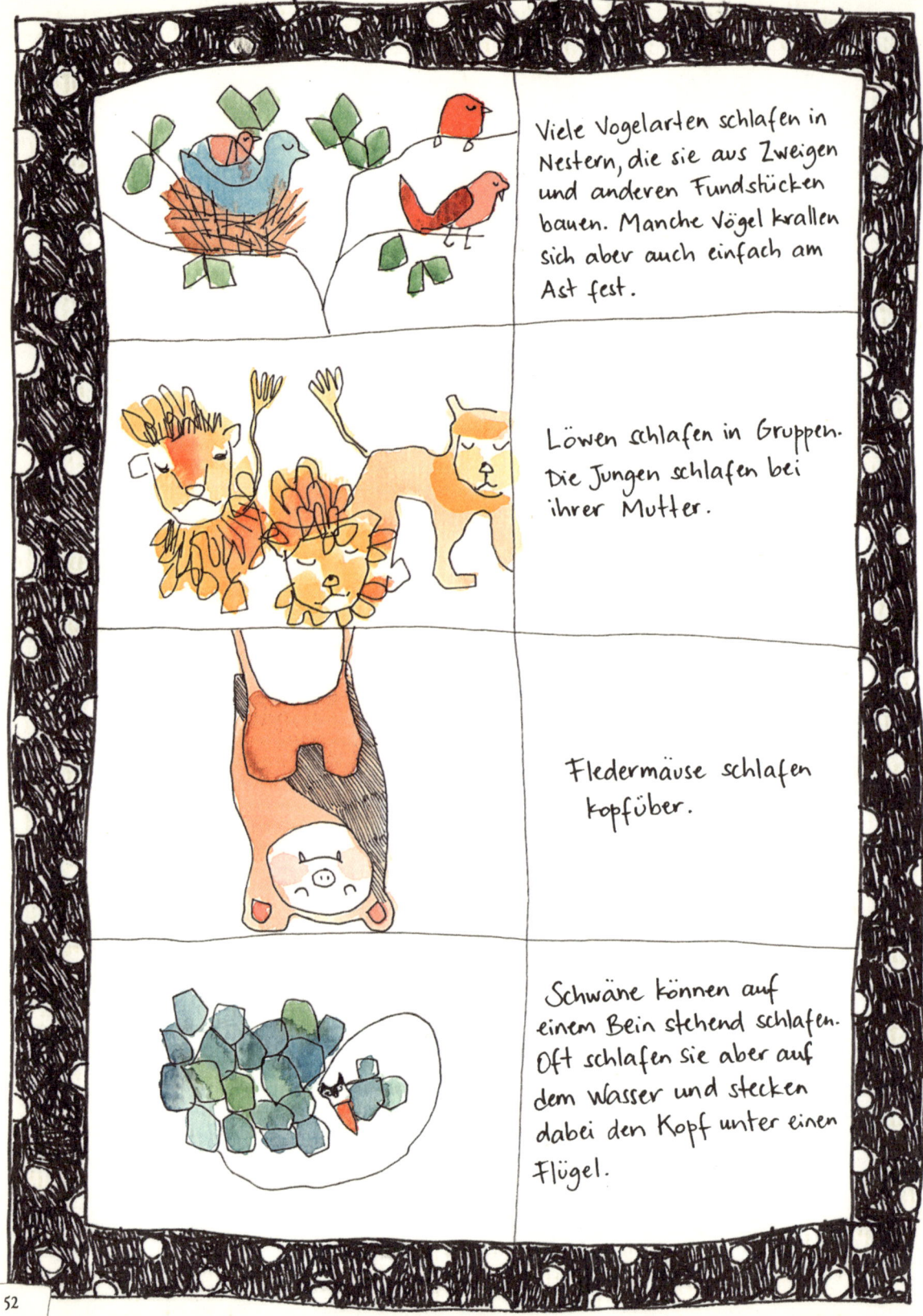

Viele Vogelarten schlafen in Nestern, die sie aus Zweigen und anderen Fundstücken bauen. Manche Vögel krallen sich aber auch einfach am Ast fest.

Löwen schlafen in Gruppen. Die Jungen schlafen bei ihrer Mutter.

Fledermäuse schlafen kopfüber.

Schwäne können auf einem Bein stehend schlafen. Oft schlafen sie aber auf dem Wasser und stecken dabei den Kopf unter einen Flügel.

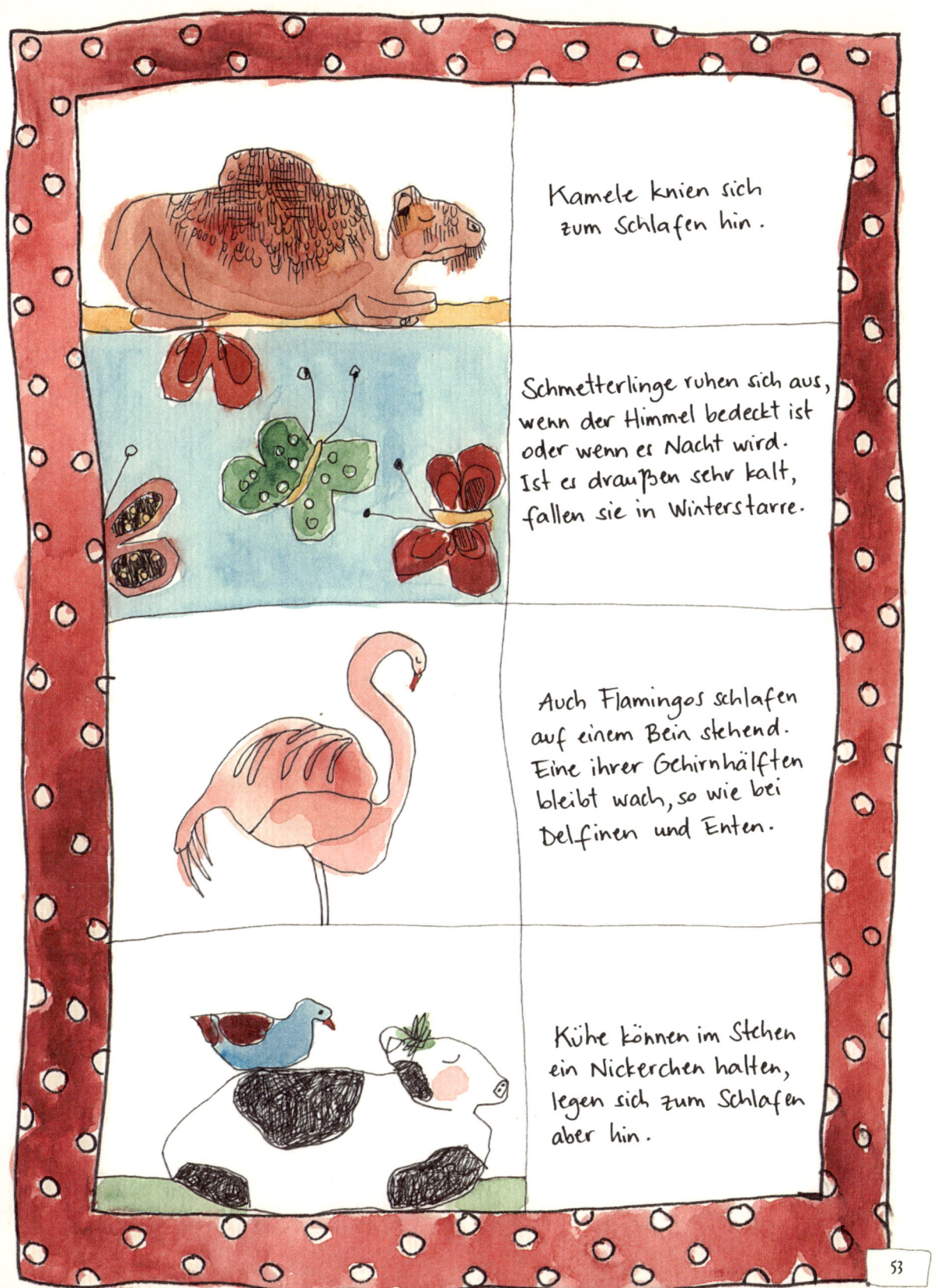

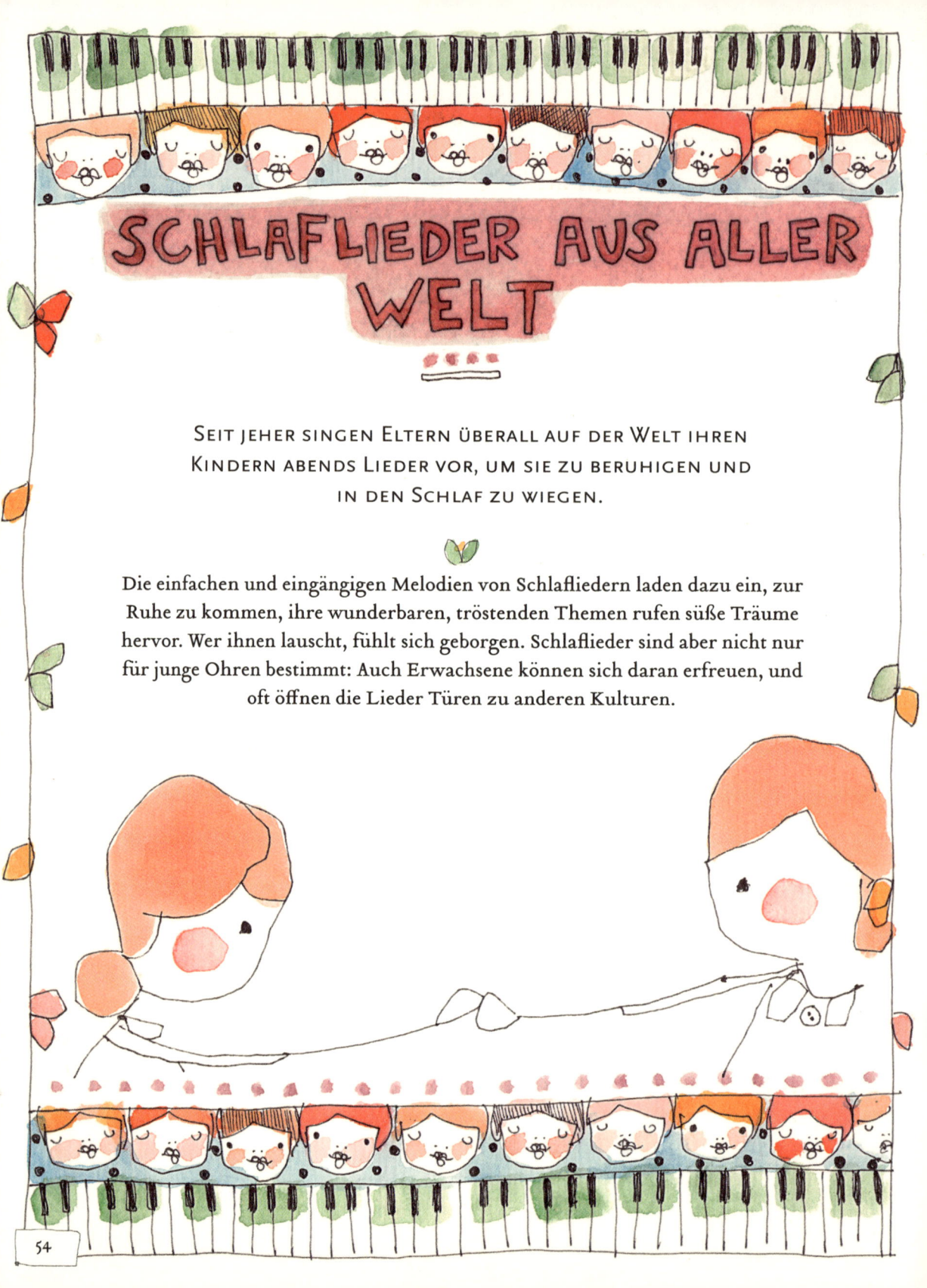

SCHLAFLIEDER AUS ALLER WELT

Seit jeher singen Eltern überall auf der Welt ihren Kindern abends Lieder vor, um sie zu beruhigen und in den Schlaf zu wiegen.

Die einfachen und eingängigen Melodien von Schlafliedern laden dazu ein, zur Ruhe zu kommen, ihre wunderbaren, tröstenden Themen rufen süße Träume hervor. Wer ihnen lauscht, fühlt sich geborgen. Schlaflieder sind aber nicht nur für junge Ohren bestimmt: Auch Erwachsene können sich daran erfreuen, und oft öffnen die Lieder Türen zu anderen Kulturen.

Das Schlaflied Sweet Bitowo („Süßer Bitowo") stammt aus Kamerun. Aufgehoben im Universum, vom Geist der Vorfahren und den sanften Sternen beschützt, findet das müde Kind am Abend Trost und Ruhe. Der Musiker Wes Madiko erinnert sich, dass seine Mutter und Großmutter ihm das Lied oft gemeinsam vorgesungen haben. Die Kalebasse, die im Text erwähnt wird, ist die Schale eines Flaschenkürbisses. Da in ihr das Saatgut aufbewahrt wird, wird sie hier mit dem Mutterleib verglichen.

Hush Ye, My Bairnie („Stille, mein Kindchen") ist ein schottisches Schlaflied in keltischer Tradition und stammt aus dem 18. oder 19. Jahrhundert. Die Mutter erzählt ihrem Kind in diesem Lied von Mutter Natur, die das Kind erkunden wird, wenn es einmal groß ist. Beide Mütter werden dem Kind immer ein Zuhause geben.

Nenneko Yo. In Japan gibt es eine ganze Reihe von Schlafliedern, die mit den Worten „Nenneko yo" beginnen. Das heißt so viel wie „Schlafe, mein Kleines". Die erste hier aufgeführte Variante erzählt, wie eine Mutter eine Mahlzeit für ihr schlafendes Baby zubereitet, in der zweiten Variante vergleicht die Mutter die rosigen Wangen ihres Sohnes mit Kirschblüten.

Fais Dodo, Colas, Mon P'tit Frère („Mach heia, Colas, mein kleiner Bruder") ist ein entzückender Klassiker aus Frankreich. Darin ist die ganze Familie damit beschäftigt, Leckereien für das müde Kind vorzubereiten. Mit diesen verheißungsvollen Bildern im Kopf lässt es sich garantiert süß träumen.

Ύπνε μου, επαρε μου το παιδι μου, (sprich: „Ipne mu, epare mu to paisi mu"; „Nimm mein Kind mit dir, lieber Schlaf") stammt aus Süditalien. Der griechische Titel geht darauf zurück, dass ab dem 8. Jahrhundert v.Chr. griechische Siedler in dieser Gegend heimisch wurden. Ihre Nachfahren pflegen ihre griechischen Wurzeln bis heute.

Elefantens Vuggevise bedeutet „Das Wiegenlied des Elefanten". Es wurde 1948 von dem dänischen Dichter Harald H. Lund geschrieben. Augenzwinkernd wird darin geschildert, wie sich exotische Tiere abends zur Ruhe begeben. So zieht das Zebra zum Beispiel einen gestreiften Pyjama an. In Dänemark kennt dieses Lied fast jedes Kind.

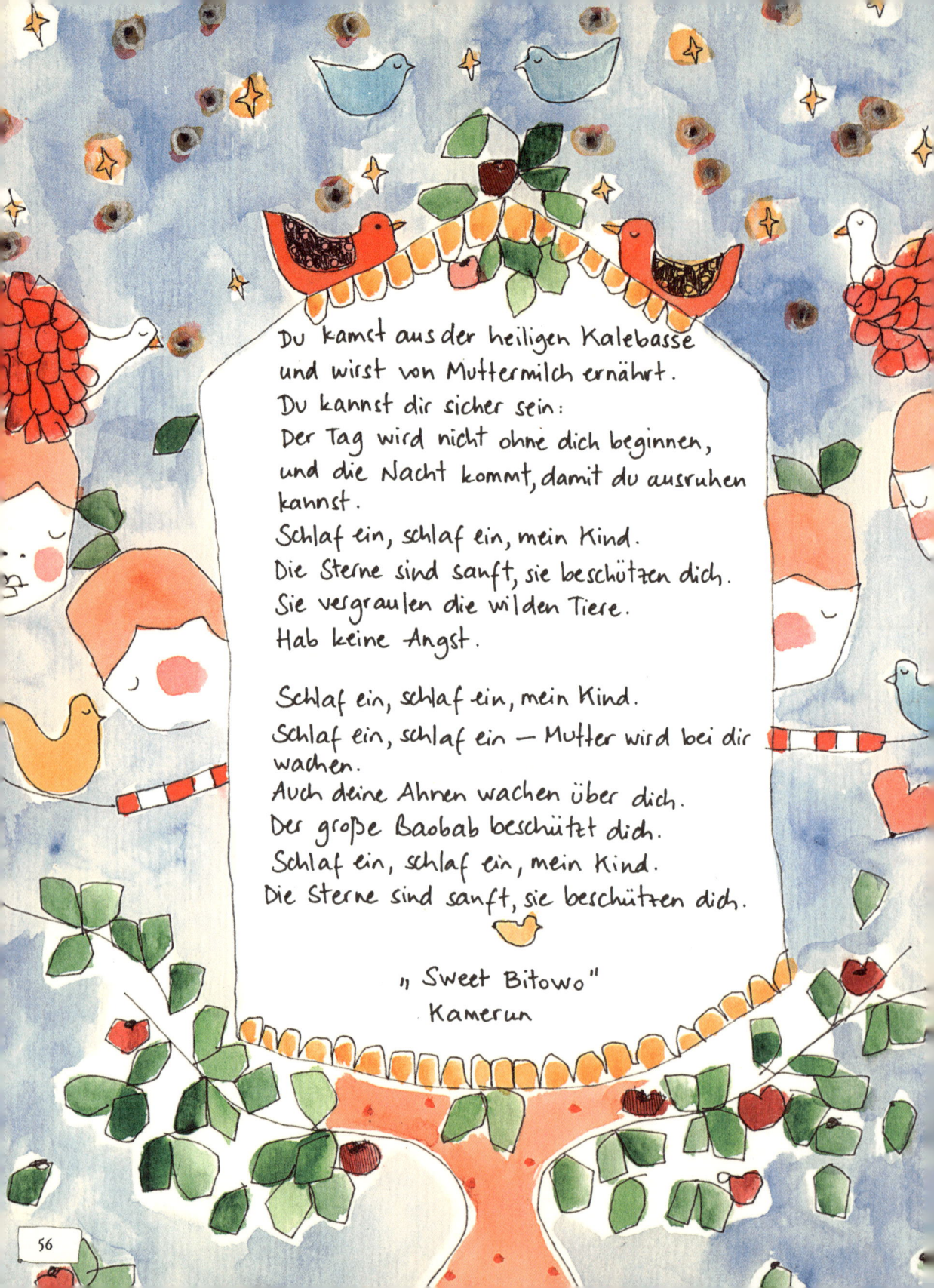

Du kamst aus der heiligen Kalebasse
und wirst von Muttermilch ernährt.
Du kannst dir sicher sein:
Der Tag wird nicht ohne dich beginnen,
und die Nacht kommt, damit du ausruhen kannst.
Schlaf ein, schlaf ein, mein Kind.
Die Sterne sind sanft, sie beschützen dich.
Sie vergraulen die wilden Tiere.
Hab keine Angst.

Schlaf ein, schlaf ein, mein Kind.
Schlaf ein, schlaf ein — Mutter wird bei dir wachen.
Auch deine Ahnen wachen über dich.
Der große Baobab beschützt dich.
Schlaf ein, schlaf ein, mein Kind.
Die Sterne sind sanft, sie beschützen dich.

„Sweet Bitowo"
Kamerun

HUSH YE, MY BAIRNIE
Schottland

Stille, mein Kindchen,
mein kleiner Liebling,
wenn du mal groß bist,
kannst du in die Welt ziehn.
Bring mir 'ne Kuh,
'nen Hammel, 'ne Ziege.
Treib sie nach Haus,
dass deine Mutter sie kriege.

Stille, mein Kindchen,
mein kleiner Liebling,
nur gute Sachen
sollst du deiner Mutter bringen.
Hasen vom Berge,
von der höchsten Stelle,
ein Reh aus den Wiesen,
Forellen aus der Quelle.

Stille, mein Kindchen,
mein kleiner Liebling,
schlaf, schließ die Augen,
du hast heut genug gesehn.
Schließe die Äuglein,
nichts soll dich stören,
damit nach dem Schlafen
dich lachen wir hören.

Schlafe, schlafe, schlafe,
mein Kleines.
Ich werde diese Pause nutzen
und rote Bohnen für dich putzen.
Dann wird der Reis gekocht.
Zum Schluss serviere ich den Fisch.
Ja, so ist alles auf dem Tisch,
wenn mein Liebling erwacht.

Schlafe, schlafe, schlafe,
mein Kind.

Wann wurde mein süßes Baby gezeugt?
Als die Schwere der Blüten die Äste gebeugt
vom Kirschbaum vor unserm Haus.
Und wegen diesem Kirschblütenblühen
sind deine Wangen gar lieblich anzusehen:
So rosig sehen sie aus.

"NENNEKO YO"
JAPAN

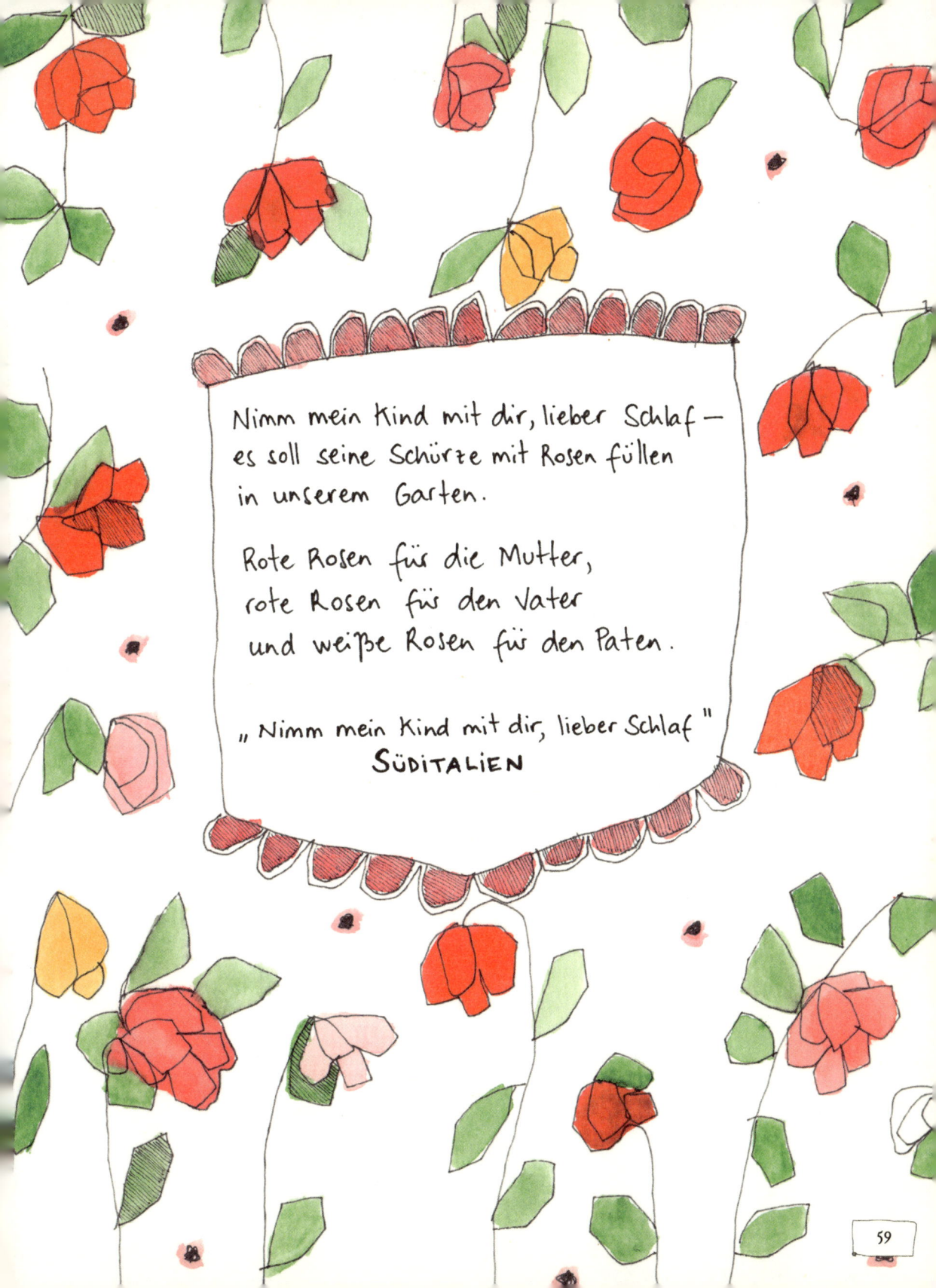

Nimm mein Kind mit dir, lieber Schlaf –
es soll seine Schürze mit Rosen füllen
in unserem Garten.

Rote Rosen für die Mutter,
rote Rosen für den Vater
und weiße Rosen für den Paten.

„Nimm mein Kind mit dir, lieber Schlaf"
SÜDITALIEN

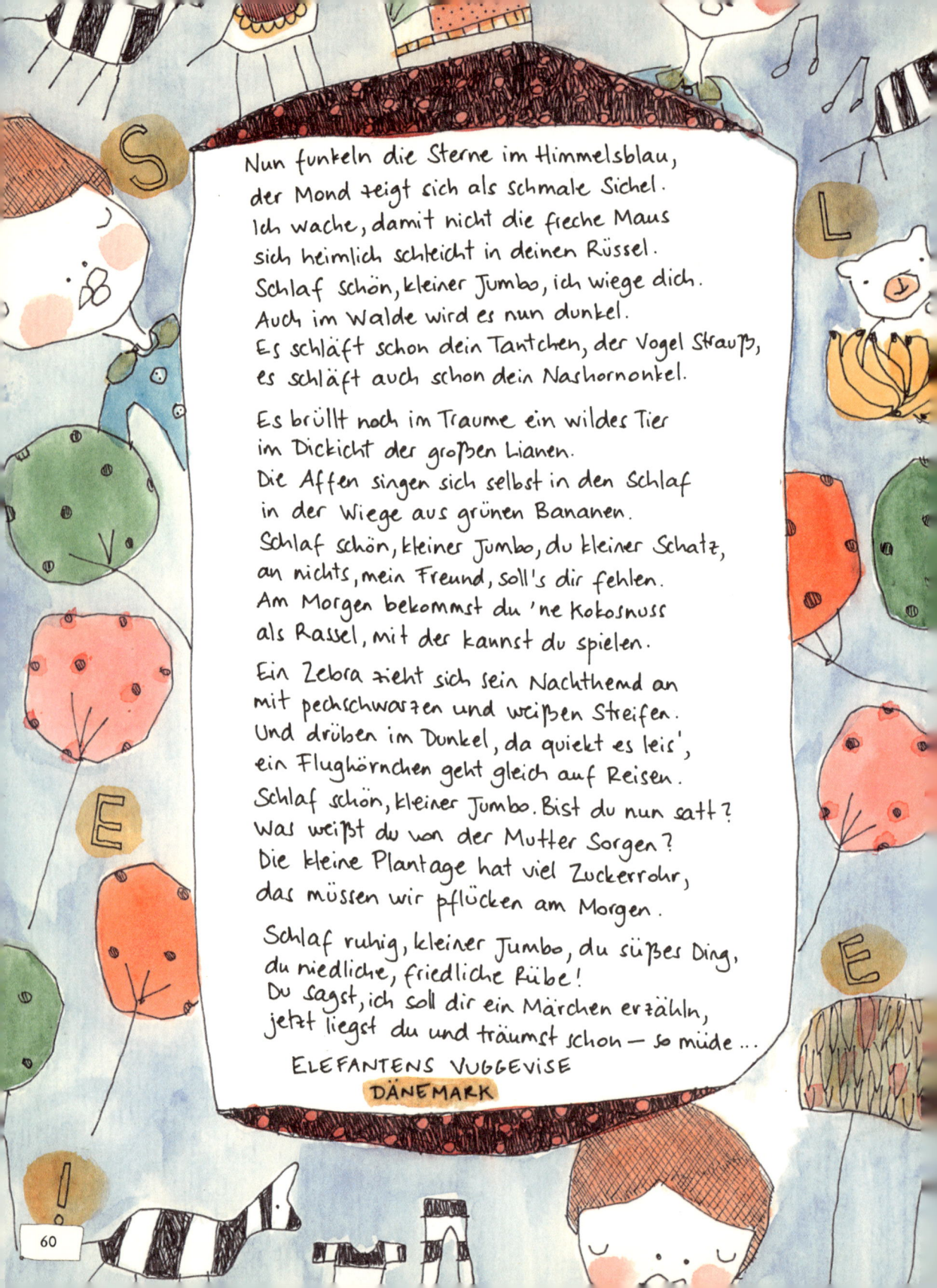

Nun funkeln die Sterne im Himmelsblau,
der Mond zeigt sich als schmale Sichel.
Ich wache, damit nicht die freche Maus
sich heimlich schleicht in deinen Rüssel.
Schlaf schön, kleiner Jumbo, ich wiege dich.
Auch im Walde wird es nun dunkel.
Es schläft schon dein Tantchen, der Vogel Strauß,
es schläft auch schon dein Nashornonkel.

Es brüllt noch im Traume ein wildes Tier
im Dickicht der großen Lianen.
Die Affen singen sich selbst in den Schlaf
in der Wiege aus grünen Bananen.
Schlaf schön, kleiner Jumbo, du kleiner Schatz,
an nichts, mein Freund, soll's dir fehlen.
Am Morgen bekommst du 'ne Kokosnuss
als Rassel, mit der kannst du spielen.

Ein Zebra zieht sich sein Nachthemd an
mit pechschwarzen und weißen Streifen.
Und drüben im Dunkel, da quiekt es leis',
ein Flughörnchen geht gleich auf Reisen.
Schlaf schön, kleiner Jumbo. Bist du nun satt?
Was weißt du von der Mutter Sorgen?
Die kleine Plantage hat viel Zuckerrohr,
das müssen wir pflücken am Morgen.

Schlaf ruhig, kleiner Jumbo, du süßes Ding,
du niedliche, friedliche Rübe!
Du sagst, ich soll dir ein Märchen erzähln,
jetzt liegst du und träumst schon — so müde...

ELEFANTENS VUGGEVISE
DÄNEMARK

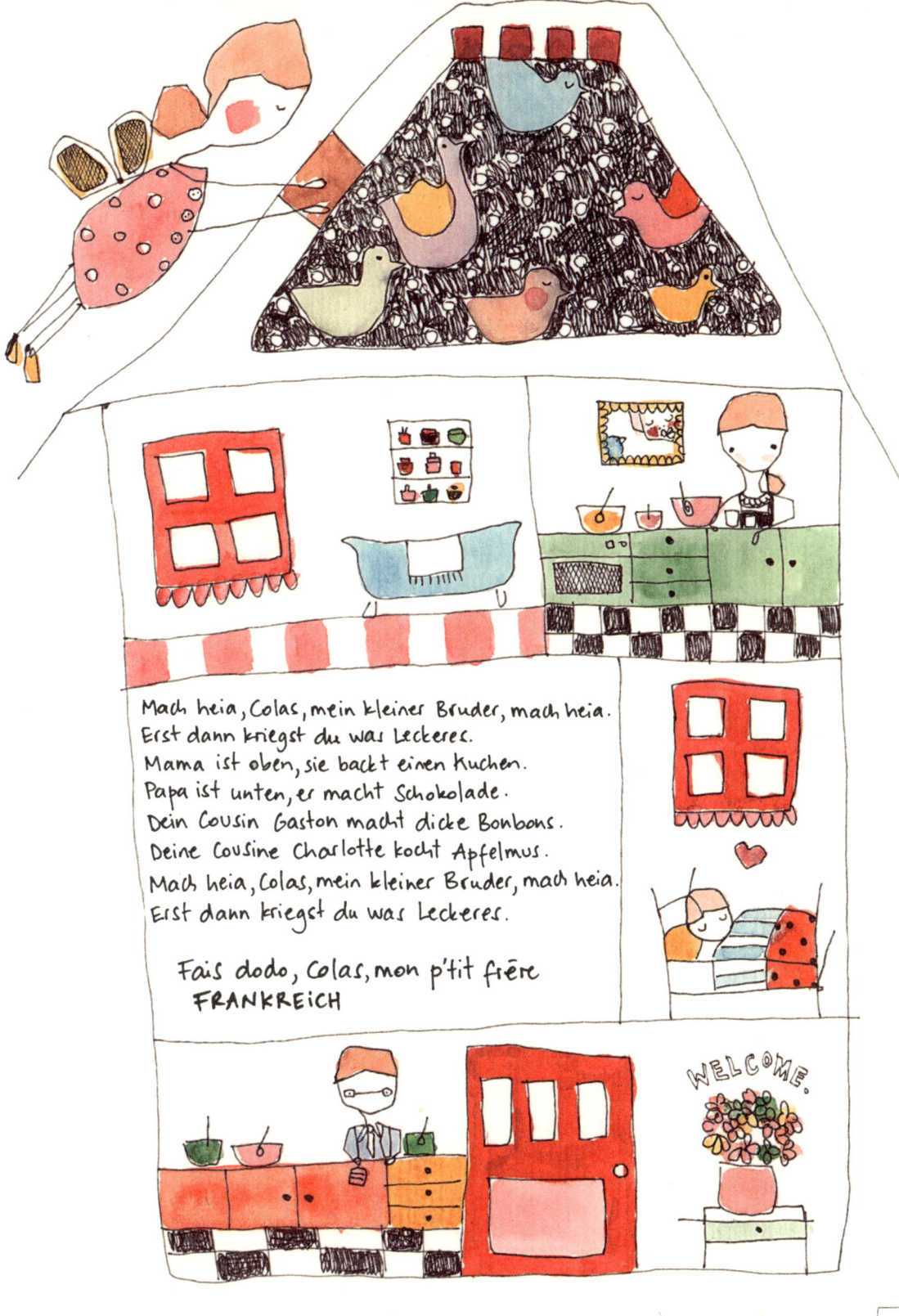

Mach heia, Colas, mein kleiner Bruder, mach heia.
Erst dann kriegst du was Leckeres.
Mama ist oben, sie backt einen Kuchen.
Papa ist unten, er macht Schokolade.
Dein Cousin Gaston macht dicke Bonbons.
Deine Cousine Charlotte kocht Apfelmus.
Mach heia, Colas, mein kleiner Bruder, mach heia.
Erst dann kriegst du was Leckeres.

Fais dodo, Colas, mon p'tit frère
FRANKREICH

DER BETTHUPFERL-EINKAUFSWAGEN

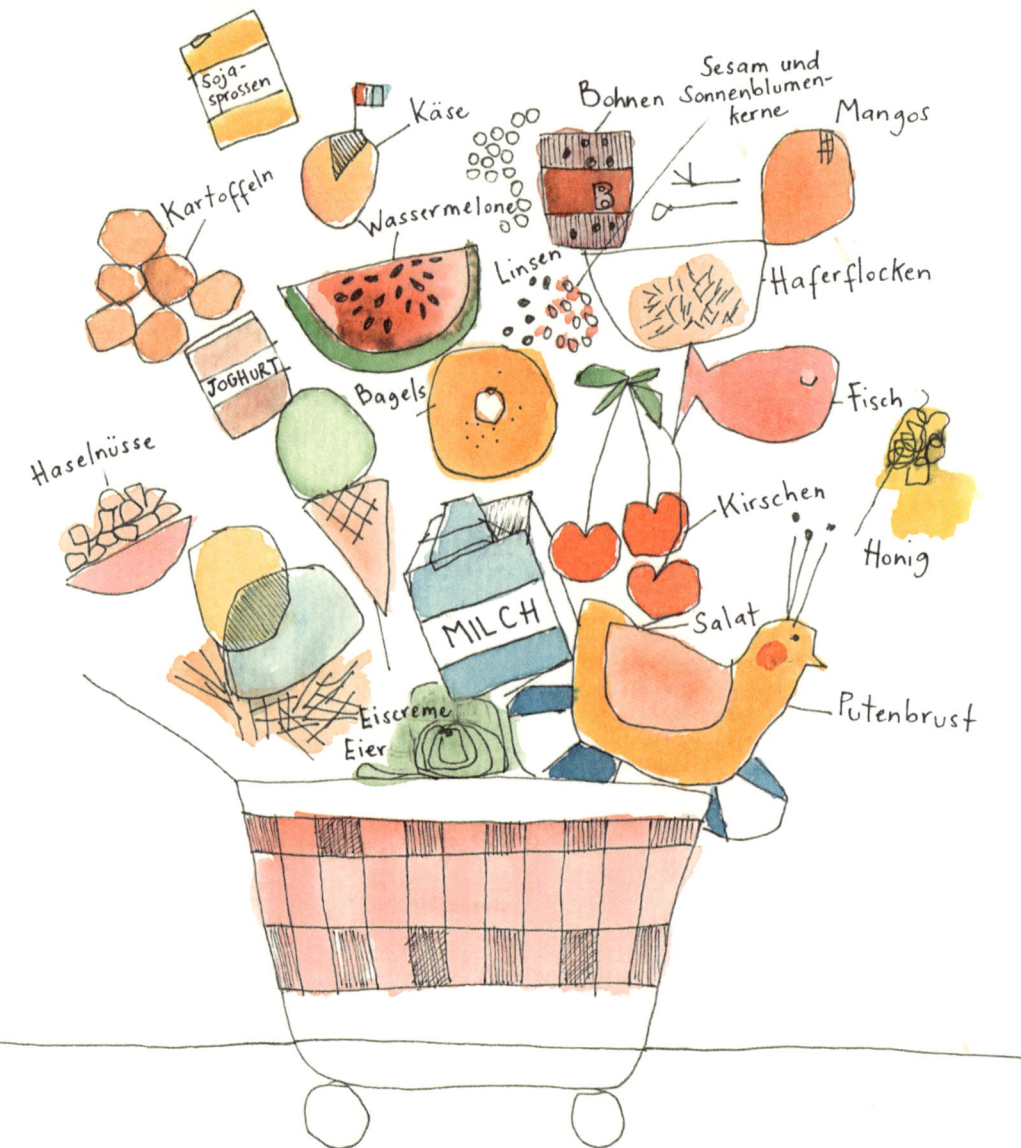

Dieser Einkaufswagen ist bis oben hin voll mit Lebensmitteln, die müüüüüüüüüde machen ...

Im Betthupferl-Einkaufswagen finden sich die verschiedensten Lebensmittel von der Mango bis zum Fisch – da ist für jeden etwas dabei!

Viele Milchprodukte wie Joghurt, Milch und Eiscreme gelten als „Schläfrigmacher". Zu Recht: Sie enthalten viel Calcium, das daran beteiligt ist, deinen Schlaf-Wach-Rhythmus zu steuern. Das gute alte Hausmittel, vor dem Schlafengehen ein Glas warme Milch zu trinken, wirkt tatsächlich. Aber auch andere Nahrungsmittel enthalten müde machende Inhaltsstoffe und bescheren dir eine wohlige Bettschwere: ein kleines Vollkornsandwich mit Putenbrust, eine Schale Haferbrei oder eine Schüssel grüner Salat. Einige Leckerbissen können dir also helfen, deine Schlafqualität zu verbessern und Schlafproblemen entgegenzuwirken.

Mahlzeiten am Abend sollten jedoch leicht sein. Große Portionen mit einem hohen Fettgehalt, stark gewürzte oder scharfe Gerichte und auch zu viel Knoblauch können den Schlaf stören.

Schlafmangel oder ein unruhiger Schlaf können zu schlechter Stimmung führen, das Gedächtnis und die Konzentration stören, das Immunsystem schwächen und die Koordinationsfähigkeit beeinträchtigen. Auch zu spätes Essen wirkt sich negativ auf die Schlafqualität aus. Wenn du früh zu Abend isst, gibst du deinem Körper dagegen genug Zeit, das Essen zu verwerten, bevor du unter die Decke kriechst. Zusätzlich fördert regelmäßige Bewegung vor dem Schlafengehen die Verdauung und sorgt für einen erholsamen Schlaf. Schon ein kleiner Spaziergang nach dem Essen wirkt Wunder!

MITTERNACHTS SNACKS

Die folgenden Gerichte werden mit Zutaten aus dem Betthupferl-Einkaufswagen zubereitet. Mit diesen kleinen Mahlzeiten kommt das grosse Gähnen von ganz allein – und bald wirst du selig schlummern.

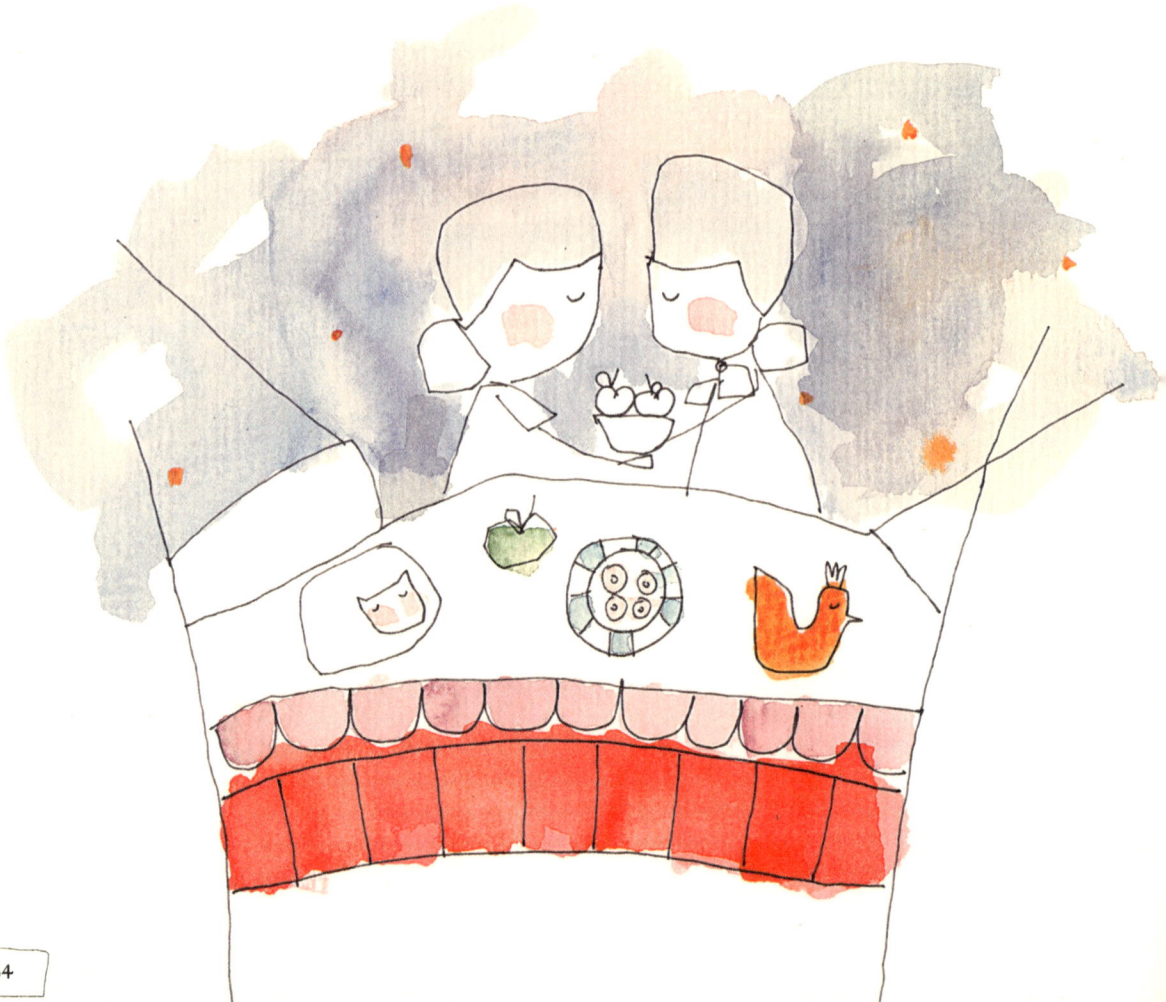

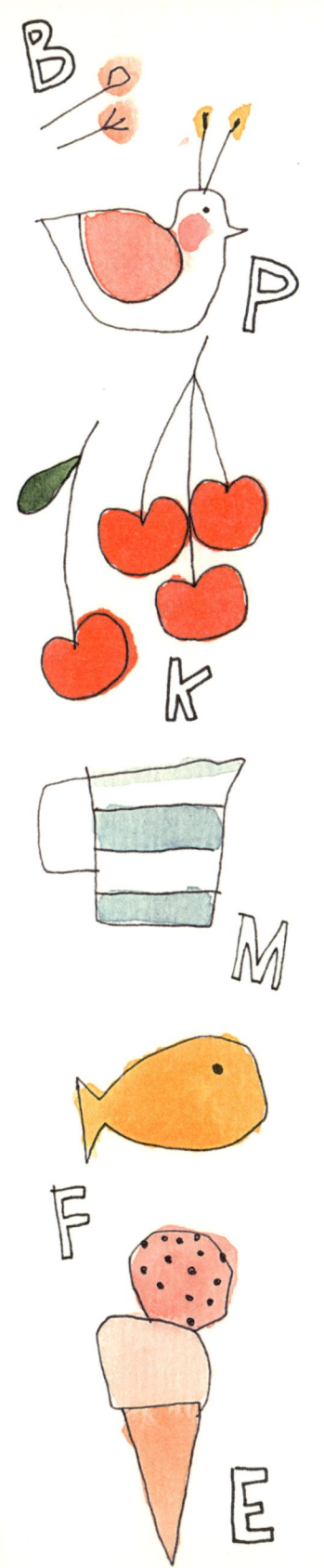

WIRST DU SCHON MÜÜÜÜÜÜDE...?

Vollkorntoast mit Honig
ein Schälchen Eis mit Mangoscheiben
Nachos mit roten und weißen Bohnen, Avocado und Sour Cream
grüner Salat mit Käse und Walnüssen
Ofenkartoffel mit Putenbrust und grünem Salat
Bagel mit Räucherlachs und Frischkäse
Linsensuppe
Wassermelonensaft
warme Milch mit Honig
Haferbrei mit Joghurt, Honig und Haselnüssen
warme Vanille-Sojamilch
Vollkornsandwich mit Putenbrust
ein Schälchen Joghurt mit frischen Kirschen

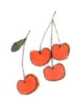

Bitte beachten: „Mitternachtssnacks" ist nicht in jedem Fall wörtlich zu verstehen, manche der hier aufgeführten Betthupferl sind nämlich ziemlich gehaltvoll. Sie sollten einige Stunden vor dem Schlafengehen verzehrt werden, eignen sich also besser für das Abendbrot.

Lass dich vom Angebot auf Seite 62 inspirieren und kreiere deine eigenen Einschlafsnacks. Sie werden dir einen Superschlummer bescheren.

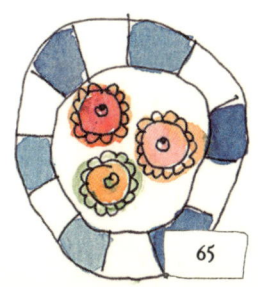

PYJAMAPARTY TIME!

Du musst im Bett liegen und fühlst dich miserabel? Vielleicht läuft dir in einem fort die Nase und zudem langweilst du dich schrecklich? Oder liegst du im Bett, weil das für dich einfach der schönste Ort der Welt ist?

So oder so: Manchmal ist es einfach Zeit für eine Pyjamaparty! Falls dir die Energie fehlt, dich aus deinem komfortablen Königreich zu erheben, dann bitte deine Freunde doch einfach, die Party zu dir zu bringen! Für das gewisse Extra an Gemütlichkeit sorgt der richtige Dresscode: Bestens angezogen sind deine Gäste und du zum Beispiel mit Schlafanzügen aus Flanell, Ugg Boots, Bettsocken, Schlafmützen oder gemütlichen Bademänteln.

Vielleicht bittest du deine Gäste, etwas Leckeres zu essen mitzubringen, oder du verwöhnst deine Partygesellschaft mit selbst gemachtem Soul Food (siehe Rezepte ab Seite 94). Dazu könntest du eine große Kanne Ingwertee kochen oder heiße Schokolade mit Sahne oder geschmolzenen Marshmallows anbieten. Jetzt noch das Licht dimmen und eine DVD einwerfen! Wenn du einen amüsanten Film ausgesucht hast, der allen gefällt, steht einem großartigen Abend nichts mehr im Wege. Natürlich könnt ihr auch die guten alten Brettspiele herausholen oder euch beim Blindekuh-Spielen durchs Zimmer jagen.

Wenn man im Bett liegt, heißt das noch lange nicht, dass man nicht feiern kann. Im Gegenteil: Nutze die Gelegenheit, lehn dich zurück und lass die Party zu dir kommen!

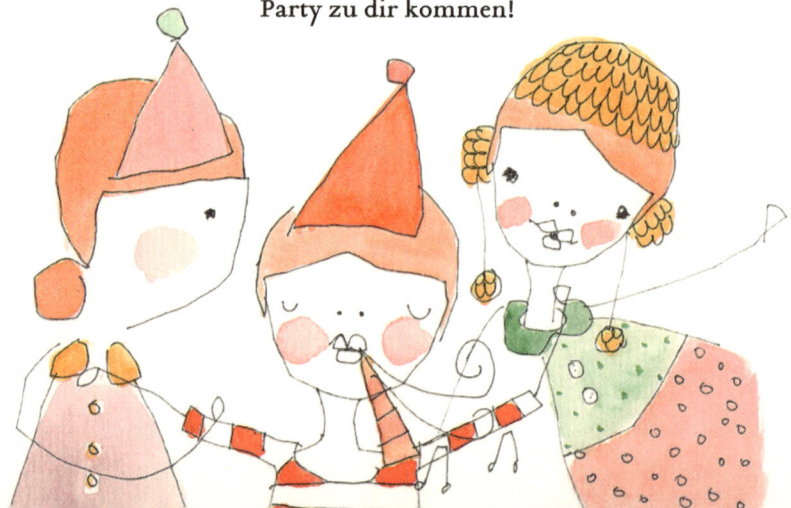

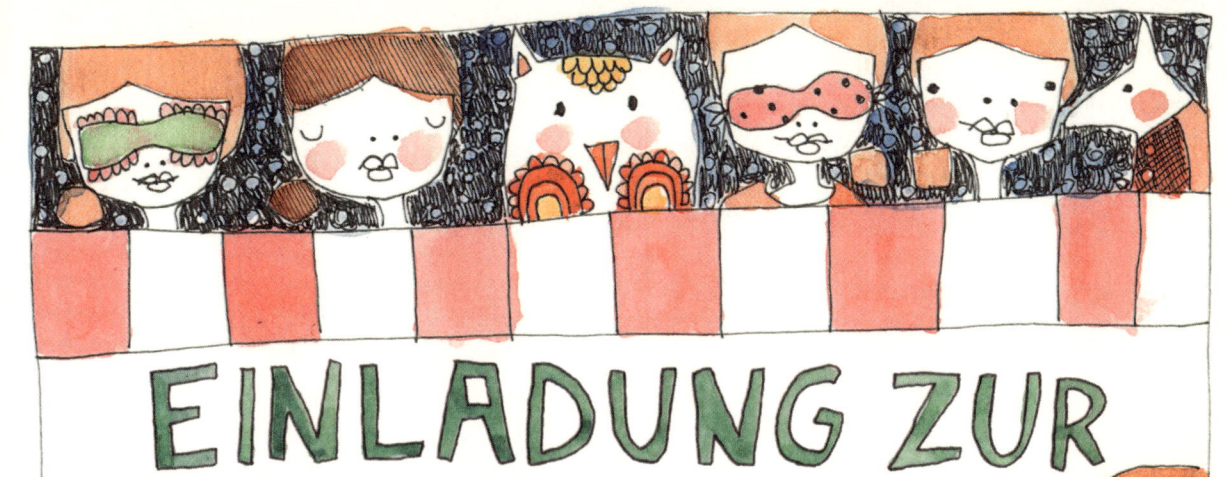

EINLADUNG ZUR PYJAMAPARTY

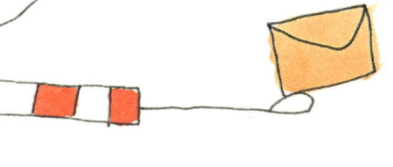

WANN:

WO:

DRESSCODE:

ANTWORT:

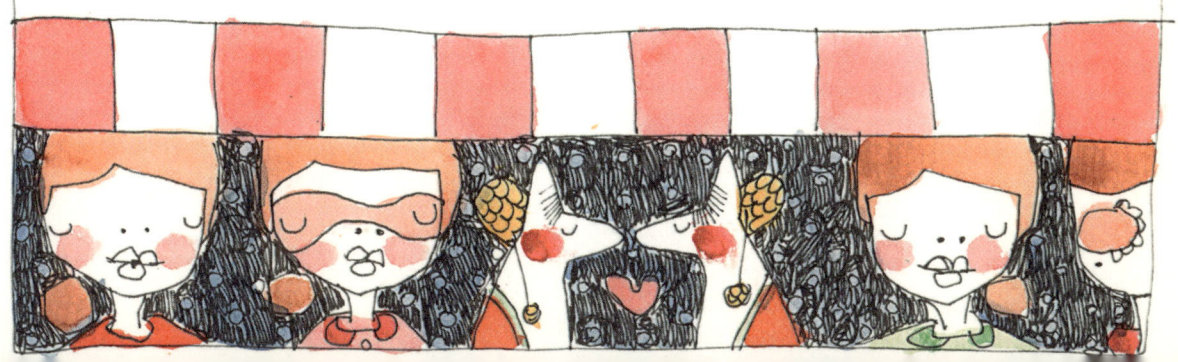

WIE MAN AM BESTEN EINSCHLÄFT UND WAS MAN TUT, WENN MAN NICHT EINSCHLAFEN KANN

Auf der Suche nach wirksamen Einschlaftipps habe ich Menschen aus aller Welt (Familie, Freunde und Fremde) nach ihren Nachteulen-Geheimnissen gefragt. Dies sind ihre originellen und hilfreichen Antworten:

NAME	ZUR PERSON	GEHEIMTIPP
CAR-MELLA	Sammlerin, Ladeninhaberin und Schlaumeierin MELBOURNE	Schüttelt ihre Kissen auf, kocht sich eine Tasse Tee und macht es sich mit einem Buch gemütlich
BOB H.	Artdirector SYDNEY	Zieht im Geiste seine Bahnen im öffentlichen Schwimmbad
KYLIE W.	Fußpflegerin und Superköchin BOTANY (Australien)	Steht auf und schreibt all ihre Sorgen auf ein Blatt Papier, um den Kopf freizukriegen
SARAH G.	Töpferin und Sozialarbeiterin DULWICH HILL (Australien)	Nimmt ein warmes Vollbad oder übt Kopfstand
BELA H.	Rechtsanwalt und Partylöwe BERLIN	Löst im Kopf die Probleme dieser Welt und überlegt sich, was er mit einem Lottojackpot tun würde
TRENT	Krankenpfleger und Student TASMANIEN	Liest oder schreibt seine Gedanken auf. Bei Anfällen von Verzweiflung meditiert er und macht Dehnübungen.

	JENNY P.	Grüner Daumen AVALON (Australien)	Trinkt Kamillentee und hört Late-Night-Radio
	DIE RUSSISCHE LUCY	Linguistin ROM	Erfindet abstruse Gutenachtgeschichten. Wenn das nicht klappt, macht sie sich eine Tasse Tee und wiederholt die Geschichten in Schwarz-Weiß.
	JULIE S.	Fashionista mit dem tollsten Lachen der Welt SYDNEY	Stellt sich vor, dass sie über ihrem Bett schwebt und sich von oben schlafend sieht. Julie schwört, dass das jedes Mal wirkt!
	ELISABETH B.	Künstlerin und Briefschreiberin MELBOURNE	Liebt es, wenn jemand, der ihr nah ist, ihr sanft die Stirn streichelt. So hat ihre Mutter sie als Kind immer getröstet.
	JAKE AUS LONDON	Klavierspieler und Akademiker getroffen in KAS (Türkei)	Macht Origami
	BENNI K.	Baut Windkrafträder BERLIN-KREUZBERG	Legt sich mit einem guten Buch ins Bett und trinkt dazu ein Glas heiße Milch mit Honig oder ein kleines Glas Wein
	MADI S.	Reisende, Anthropologin, Musikerin WELTBÜRGERIN	Schwelgt in Erinnerungen und baut lebensgroße Modelle der Zukunft
	BENNI BASH	Pilotin, psychologisch-technische Assistentin, Malerin LANCASHIRE (England)	Berechnet Quadratwurzeln, bis die Zahlen so groß werden, dass sie den Überblick verliert
	JACQUIE H.	Lehrerin und Ausnahme-Ukulele-Talent DARWIN (Australien)	Spannt für 20 Sekunden alle Muskeln in ihrem Körper an und entspannt sie wieder. Dreimal wiederholen.
	TASHI-LA	Autorin, Sammlerin, Künstlerin TASMANIEN	Findet es beruhigend, sich auf das Gefühl des Ein- und Ausatmens zu konzentrieren. Alternative: ein Buch lesen, bis man müde wird.
	BRONWYN B.C.	Performance-Künstlerin MELBOURNE	Erzählt sich selbst Geschichten, die sich in Kopfkino verwandeln, das sich wiederum in Träume verwandelt...
	LIA & RAF	Äußerst gesellige Wissenschaftler FRIAUL (Italien)	Erfinden neue Geschmackskombinationen für ihr selbst gemachtes Eis

	Name	Beruf / Ort	Tätigkeit
	NORA J.	Fabelhafte Großmutter SYDNEY	Wandert durch ihr Haus und zählt die Stufen. Betet den Rosenkranz
	MONICA T.	Sängerin, Autorin, Schauspielerin, Köchin SYDNEY	Strickt oder schaut sich alte Schwarz-Weiß-Filme an und knabbert dabei Kekse
	KAT H.	Galeristin und Agentin SYDNEY	Stellt sich all die herrlichen Geräusche, Geschmäcke und Gerüche vor, die Weihnachten im Haus ihrer Großmutter so besonders machen
	HERR LINDEMANN	PR-Berater, Eisläufer, Graffitikünstler und mehr BLUE MOUNTAINS (Australien)	Pflegt seine Sukkulenten
	LUCY H.	Filmemacherin STANMORE, SYDNEY	Hört sich Hörspielkassetten an (besonders gern Rudyard Kiplings „Geschichten für den allerliebsten Liebling")
	JESS F.	Designerin und Fotografin ÖSTERREICH	Liest „Moby Dick"
	NIKKO G.	Reisender, Dichter, Geschäftsmann, Bruder zurzeit in SYDNEY	Hört sich Radiosendungen an, bei denen Zuhörer anrufen können
	TIMO	DJ, Eventmanager, Partyprofi BERLIN	Geht tanzen
	ED	Banker und Geschäftsmann SYDNEY	Denkt über die Highlights seines Tages nach oder komponiert im Geiste hoch komplizierte Musikstücke
	HANNAH M.	Sozialarbeiterin, Musikerin und Fotografin SYDNEY	Liest ihrem Partner Geschichten vor, bis beide einschlafen
	FIONA L.	Rechtsanwältin, Galeristin und Nachtschwärmerin SYDNEY	Knuddelt ihren kleinen Sohn Owen, während er schläft, und wird ganz ruhig
	RON G.	Innenarchitekt POTTS POINT, BUNDANOON (Australien)	Trinkt Tee auf dem Dach seines Hauses, hört Radiosendungen, bei denen Zuhörer anrufen können, und macht sich über seine Schlaflosigkeit keinen Kopf. Ron ist die Nachteule in Person.

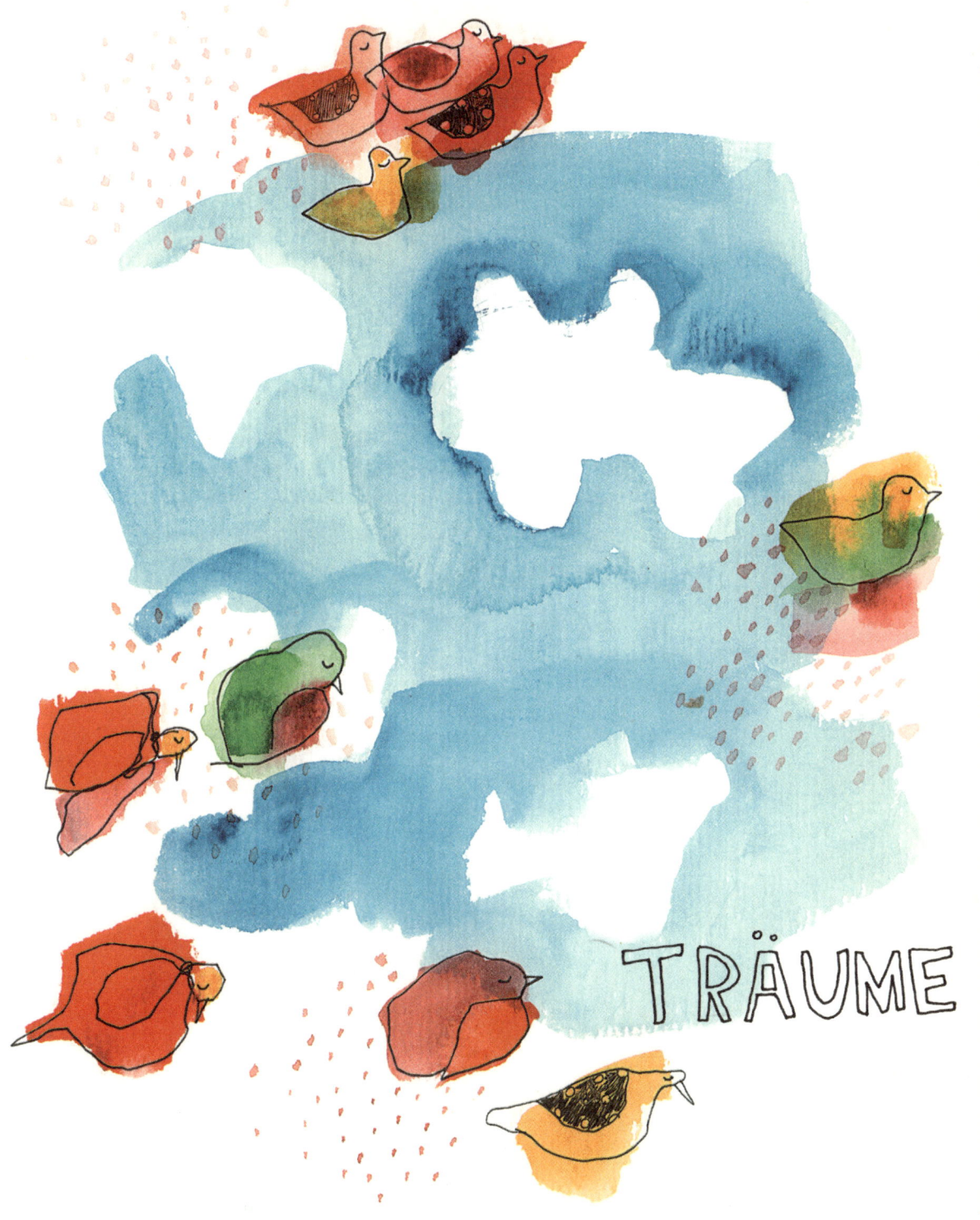

DIE BEDEUTUNG UNSERER TRÄUME

TRÄUMEN IST EINE RÄTSELHAFTE UND FASZINIERENDE ERFAHRUNG, DIE UNS NICHT NUR IN DER NACHT BESCHÄFTIGT.

AM TAGE, nach einer durchträumten Nacht, fragen wir uns dann nämlich: Was wollen unsere Träume uns sagen? Diese Frage stellen sich die Menschen seit jeher. In der griechischen Antike waren es zum Beispiel die Priester, die Träume deuteten und ihnen heilende Kräfte zuschrieben.

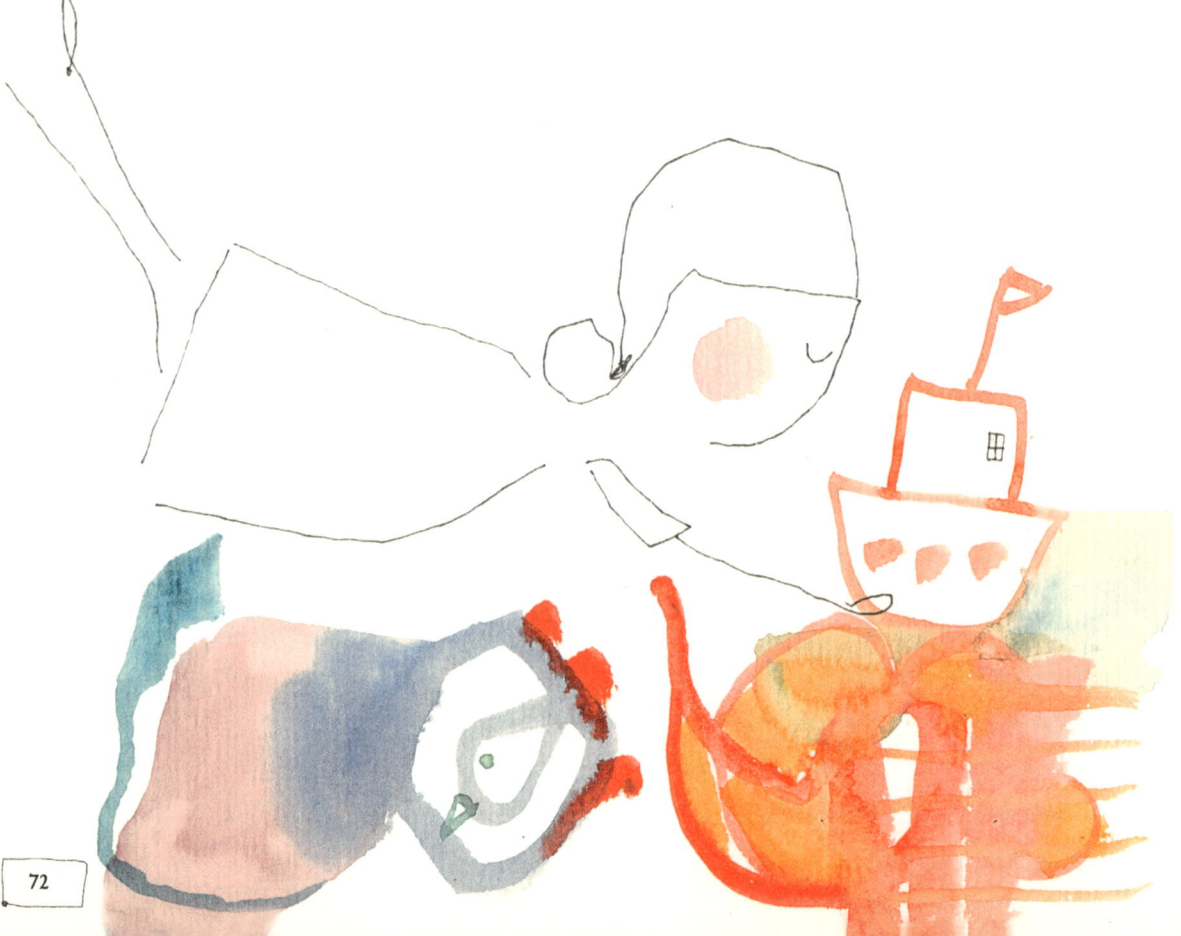

Dass Träume Erfindungen des Geistes sind, erkannte der griechische Gelehrte Artemidor von Daldis (ca. 96–161 n.Chr.). Er verfasste mit der *Oneirokritika* eine umfangreiche Traumdeutung in fünf Büchern. Seine Darlegungen wurden im 19. und 20. Jahrhundert von Gelehrten der Moderne wie Sigmund Freud und Carl Gustav Jung aufgegriffen. Freud nahm an, dass Träume ein Ausdruck unserer geheimen Wünsche sind, Jung begriff sie als Botschaften unseres Unbewussten.

Die Ureinwohner Amerikas glauben, dass ihre Vorfahren als Pflanzen und Tiere in ihren Träumen weiterleben. Ihrer Ansicht nach verschafft der Traum dem Träumenden Zugang zu seiner Vergangenheit und den Geistern seiner Vorfahren.

Auch in China hat die sogenannte Trauminkubation eine lange Tradition: Seele und Geist sollen demnach während des Träumens den Körper verlassen können, was nicht nur Heilung und Erkenntnis bringe, sondern auch künstlerische Inspiration. Sollte ein Mensch jedoch abrupt aus dem Schlaf gerissen werden, kann seine Seele möglicherweise nicht mehr in den Körper zurückfinden und schwebt auf ewig durch Zeit und Raum.

Auf den folgenden Seiten lernst du die häufigsten Traumsymbole kennen und findest ein paar Vorschläge zu ihrer Deutung. Doch was deine Träume dir sagen, liegt letztlich allein bei dir.

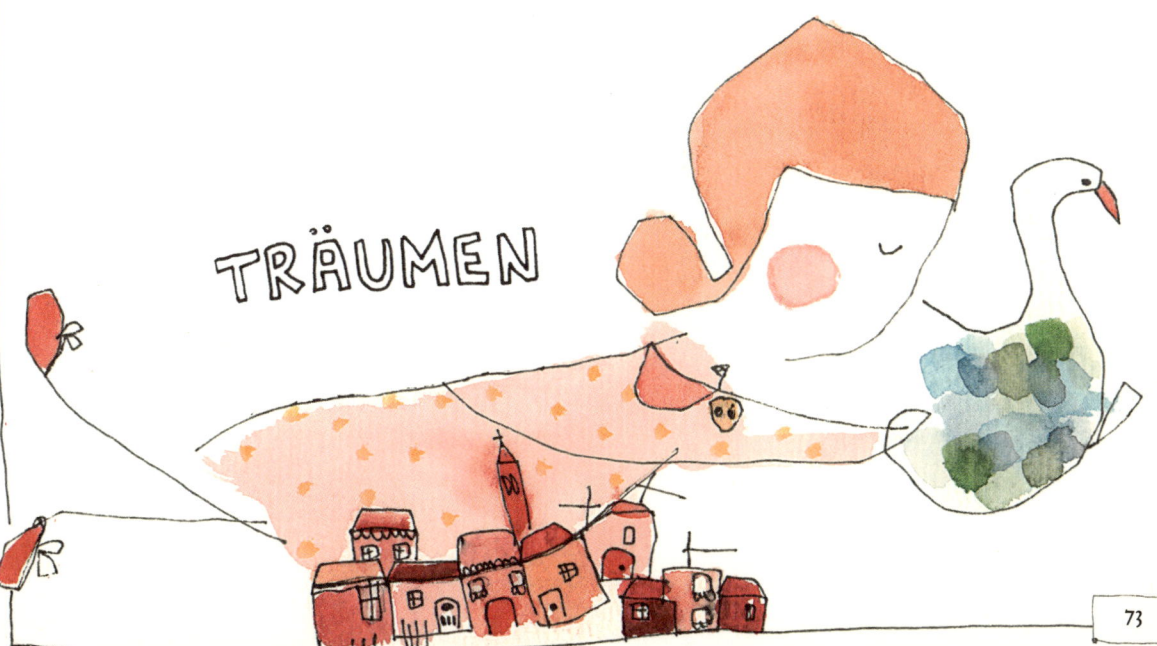

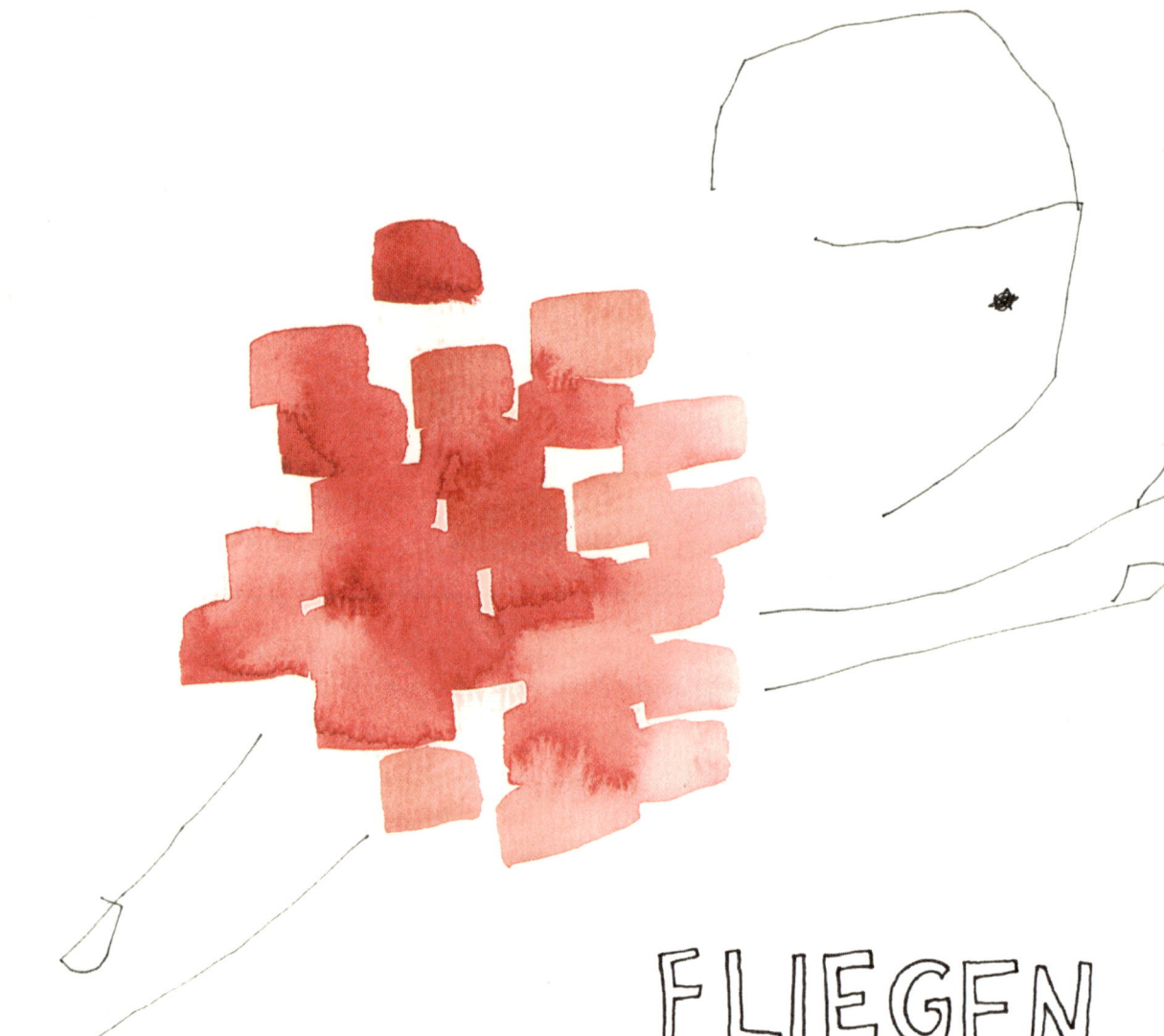

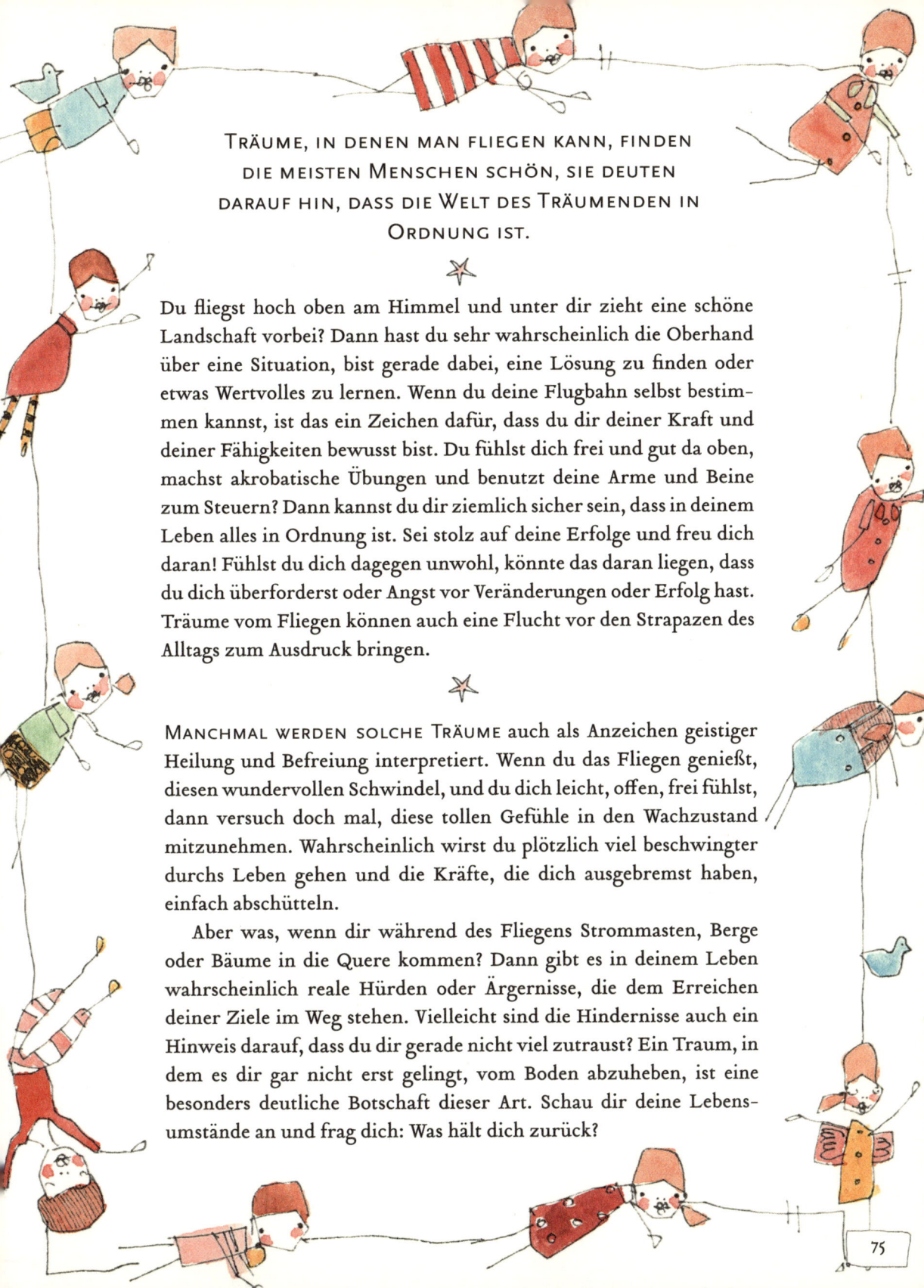

TRÄUME, IN DENEN MAN FLIEGEN KANN, FINDEN DIE MEISTEN MENSCHEN SCHÖN, SIE DEUTEN DARAUF HIN, DASS DIE WELT DES TRÄUMENDEN IN ORDNUNG IST.

Du fliegst hoch oben am Himmel und unter dir zieht eine schöne Landschaft vorbei? Dann hast du sehr wahrscheinlich die Oberhand über eine Situation, bist gerade dabei, eine Lösung zu finden oder etwas Wertvolles zu lernen. Wenn du deine Flugbahn selbst bestimmen kannst, ist das ein Zeichen dafür, dass du dir deiner Kraft und deiner Fähigkeiten bewusst bist. Du fühlst dich frei und gut da oben, machst akrobatische Übungen und benutzt deine Arme und Beine zum Steuern? Dann kannst du dir ziemlich sicher sein, dass in deinem Leben alles in Ordnung ist. Sei stolz auf deine Erfolge und freu dich daran! Fühlst du dich dagegen unwohl, könnte das daran liegen, dass du dich überforderst oder Angst vor Veränderungen oder Erfolg hast. Träume vom Fliegen können auch eine Flucht vor den Strapazen des Alltags zum Ausdruck bringen.

MANCHMAL WERDEN SOLCHE TRÄUME auch als Anzeichen geistiger Heilung und Befreiung interpretiert. Wenn du das Fliegen genießt, diesen wundervollen Schwindel, und du dich leicht, offen, frei fühlst, dann versuch doch mal, diese tollen Gefühle in den Wachzustand mitzunehmen. Wahrscheinlich wirst du plötzlich viel beschwingter durchs Leben gehen und die Kräfte, die dich ausgebremst haben, einfach abschütteln.

Aber was, wenn dir während des Fliegens Strommasten, Berge oder Bäume in die Quere kommen? Dann gibt es in deinem Leben wahrscheinlich reale Hürden oder Ärgernisse, die dem Erreichen deiner Ziele im Weg stehen. Vielleicht sind die Hindernisse auch ein Hinweis darauf, dass du dir gerade nicht viel zutraust? Ein Traum, in dem es dir gar nicht erst gelingt, vom Boden abzuheben, ist eine besonders deutliche Botschaft dieser Art. Schau dir deine Lebensumstände an und frag dich: Was hält dich zurück?

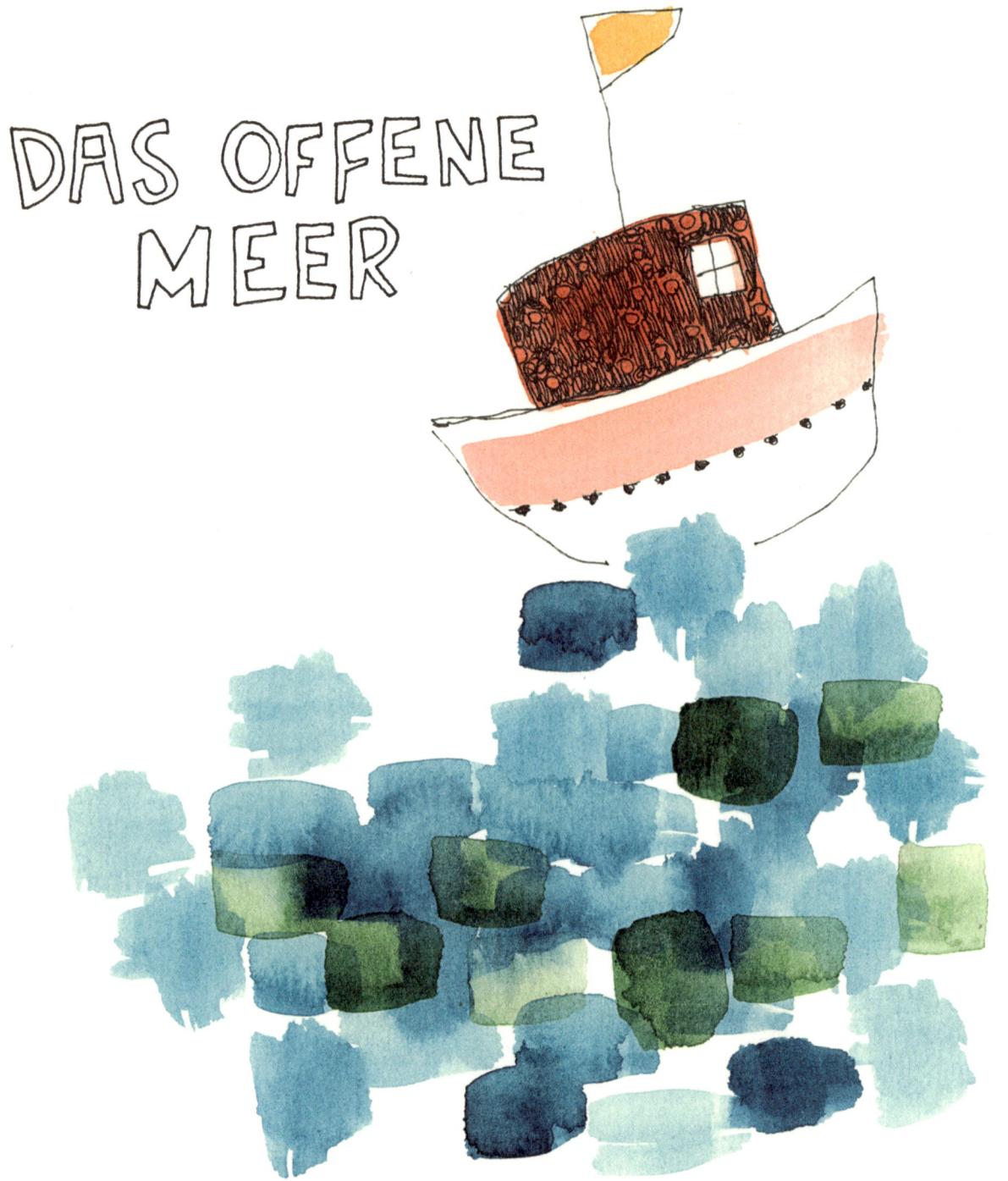

Das Meer steht im Traum für die unbekannten Regionen unserer Seele. Deshalb sagen Träume vom Meer viel über den inneren Zustand des Träumenden aus.

Träume vom offenen Meer sind Ausdruck der Fülle und Freiheit deines Geistes. Sie sind ein Zeichen dafür, dass du bereit bist, die intuitiven und kreativen Seiten deines Selbst kennenzulernen. Du springst im Traum ins Wasser? Das ist eine Aufforderung an dich selbst, dich dem Leben zu stellen. Ein Seemann steht für deine Sehnsucht nach Abenteuer, Freiheit und spannenden Erlebnissen. Was wolltest du schon lange einmal tun? Wohin würdest du gern einmal verreisen? Segelboote symbolisieren unser Gefühlsleben und die Art, wie wir verschiedene Situationen meistern. Ist das Meer in deinem Traum bewegt, schaukelt dein Boot in hohem Wellengang? Ist die Wasseroberfläche glatt, friedlich und ruhig? Oder dreht sich gerade der Wind und signalisiert dir, dass du deine Segel an eine neue Situation anpassen musst? Wenn du von einem künstlich angelegten Teich, einem Kanal oder einem Swimmingpool träumst, kann das heißen, dass du dich eingeschränkt fühlst. Vielleicht setzen dich die Erwartungen, die andere an dich stellen, unter Druck?

Menschen, die im Traum das Meer rauschen hören, sollen zu einem Leben in Einsamkeit, Bedeutungslosigkeit und voller Weltschmerz verdammt sein – so schrieb es zumindest Gustavus Hindman Miller Anfang des 20. Jahrhunderts in seinem Buch *Traumsymbole – 10 000 Träume erklärt und gedeutet*. Wenn eine junge Frau aber davon träumt, dass sie mit ihrem Geliebten wie der Wind über die Wellen gleitet, dann soll dieses Bild ein gegenseitiges Versprechen voraussagen und für ein Leben voller Hoffnung, Vertrauen und Freude stehen. Vielleicht würdest du solche Träume aber auch ganz anders interpretieren?

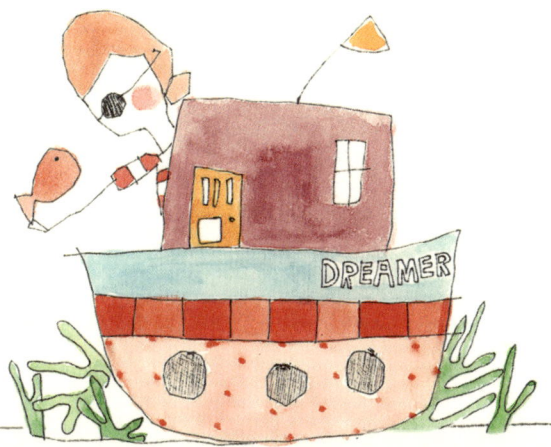

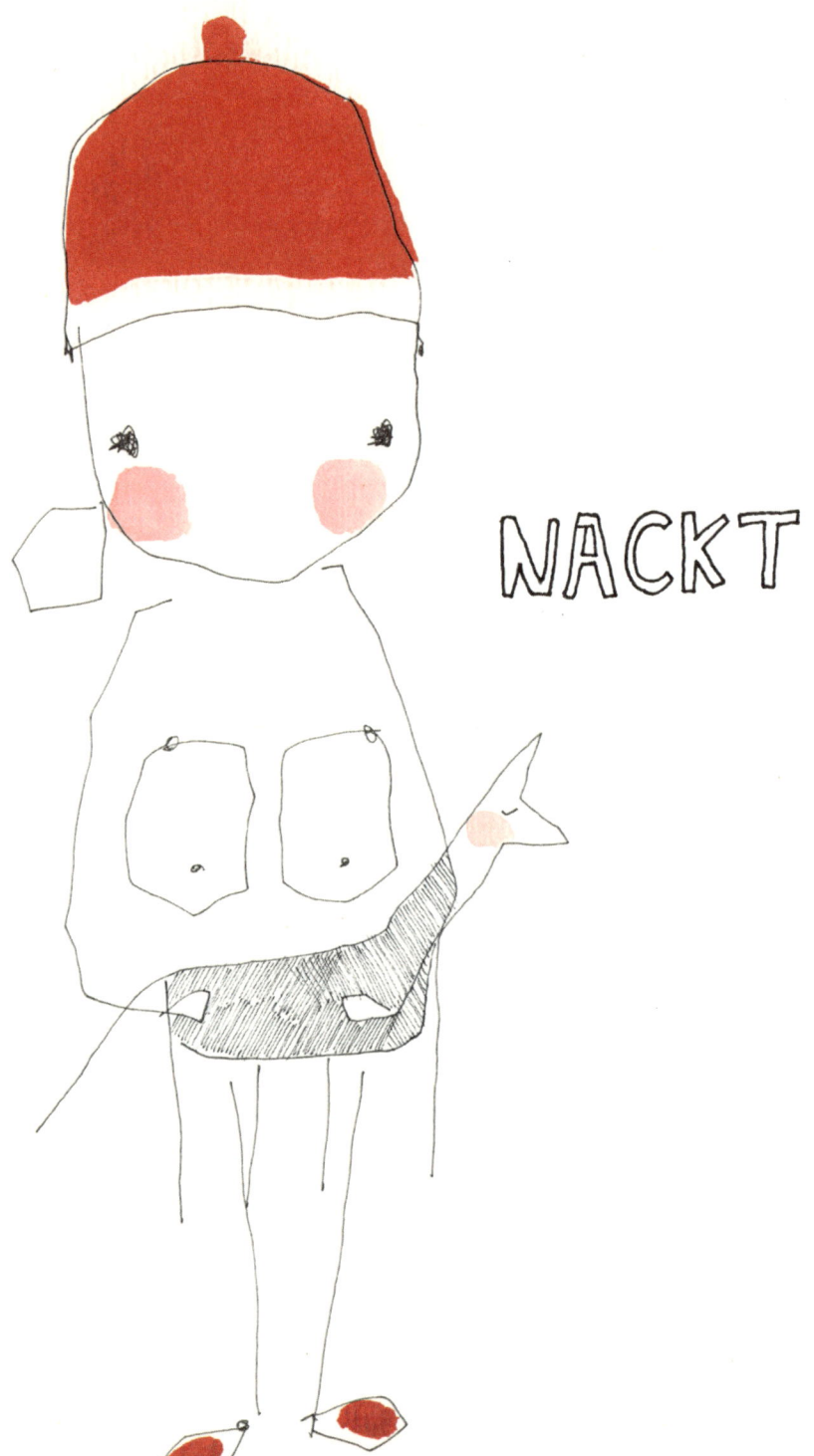

Du stehst beim Bäcker und kaufst Croissants. Du hältst gerade einen wichtigen Vortrag oder gehst eine belebte Strasse entlang – und bemerkst plötzlich, dass du splitterfasernackt bist!

Solche Träume sind weit verbreitet. Sie können für ganz verschiedene Dinge stehen. Du würdest im Traum vor Scham am liebsten im Boden versinken? Dann hast du wahrscheinlich Schuldgefühle, bist unsicher oder fühlst dich in irgendeiner Weise unterlegen. Kleider bieten die Möglichkeit, sich zu verbergen – sie können verschleiern, wer wir sind, oder erlauben uns, in eine andere Identität zu schlüpfen. Vielleicht fühlst du dich im Traum ausgeliefert und schutzlos? Dann hast du wahrscheinlich Angst davor, dass andere sich über dich lustig machen oder dass du dich blamierst. Besonders häufig sind solche Träume in Zeiten, in denen man sich selbst darstellen muss oder sich bemüht, andere zu beeindrucken, zum Beispiel vor Vorstellungsgesprächen, Vorträgen oder zu Beginn einer neuen Beziehung.

Träume, in denen du nackt bist, können aber auch deine Sehnsucht danach zum Ausdruck bringen, wieder unschuldig wie ein Kind zu sein – also ohne dich verstellen und auf soziale Zwänge Rücksicht nehmen zu müssen. Wenn dein Leben gerade sehr stressig ist, wünschst du dir vielleicht, einmal alle Pflichten hinter dir zu lassen und frei zu sein!

Es kann sein, dass du dich im Traum von der Nacktheit anderer abgestoßen fühlst. Hast du vielleicht Angst davor, schlechte Seiten an dir oder anderen zu entdecken, die sprichwörtliche „nackte Wahrheit"?

Vielleicht findest du es aber auch ganz normal, dass andere Menschen in deinem Traum nackt sind, oder du fühlst dich von ihrem Nacktsein sogar angezogen. Dann bist du sehr wahrscheinlich in der Lage, andere so wahrzunehmen und zu mögen, wie sie sind. Wenn du selbst nackt, fröhlich und unbekümmert durch deinen Traum spazierst, bist du mit großer Wahrscheinlichkeit mit dir im Reinen.

Eine andere Botschaft dieser Träume könnte sein, dass du über all deine Bemühungen, auf eine bestimmte Art wahrgenommen zu werden, das Wichtigste vergisst: Du selbst musst dich mögen und dich so akzeptieren, wie du bist! Wenn niemand außer dir deine Nacktheit wahrnimmt, ist das vielleicht eine Aufforderung, deine Selbstzweifel einmal genauer unter die Lupe zu nehmen.

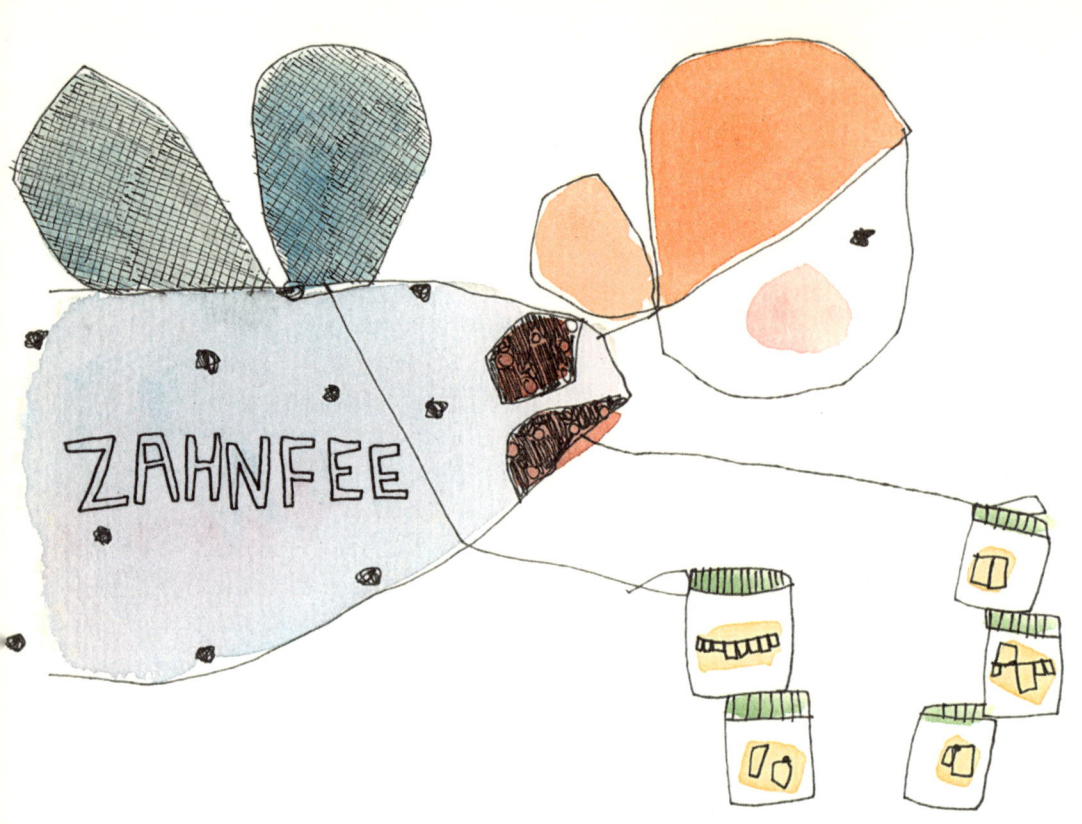

ZÄHNE

Lose Zähne, die bei der kleinsten Berührung ausfallen, zersplitternde Zähne, krumm und schief stehende oder gar faulende Zähne … Solche Traumbilder sind verstörend und bleiben lange im Gedächtnis. Interessanterweise scheren sich andere, denen wir im Traum begegnen, meist kein bisschen darum. Oft scheinen sie noch nicht einmal zu bemerken, was uns so sehr stört oder gar peinlich ist.

Manche Menschen träumen, dass sie kurz vor einem wichtigen Treffen noch einmal in den Spiegel schauen und mit Schrecken feststellen, dass ihnen einige Zähne fehlen. Es ist gut möglich, dass Zahnträume die Unsicherheit über unser Aussehen widerspiegeln. Vielleicht machst du dir zu viele Sorgen darüber, was andere von dir denken? Oder schämst dich gar in irgendeiner Weise für deinen Körper?

ZÄHNE

VIELLEICHT WOLLEN DICH DIE ZAHNTRÄUME daran erinnern, dir selbst ein wenig Zuwendung und Wertschätzung zu schenken. Statt dich darauf zu konzentrieren, was dir deiner Meinung nach fehlt, solltest du dir lieber bewusst machen, was du zu geben hast.

Einem anderen Deutungsversuch nach geht es in Zahnträumen vor allem um Macht. Wir benutzen unsere Zähne zum Beißen, Kauen, Nagen und (Zer-)Reißen. Zahnverlust könnte daher auch für Machtlosigkeit, Unterlegenheit oder einen Mangel an Selbstvertrauen stehen. Wir verlieren unsere Zähne in zwei wichtigen Lebensphasen: die Milchzähne in der Kindheit und die bleibenden Zähne im Alter. Die erste Phase erfahren Kinder oft als eine Zeit des Übergangs, in der sie die Welt mehr und mehr mit „erwachsenen" Augen wahrnehmen und immer mehr Verantwortung tragen. Das ist spannend und aufregend, kann aber auch beängstigend sein. In der zweiten Phase ist der Verlust der Zähne oft mit der Angst vor dem Tod verbunden oder davor, die Kontrolle über den eigenen Körper und das eigene Leben zu verlieren.

Einige Traumdeuter bringen Zahnverlust-Träume deshalb mit dem Gefühl, nicht gehört zu werden, in Verbindung: Einmal ausgesprochen, empfindet der Träumende seine Worte plötzlich als wertlos. Hast du manchmal das Gefühl, dass deine Gedanken, Gefühle und Meinungen nicht wertgeschätzt oder gehört werden? Vielleicht wollen dich deine Zahnträume dazu ermuntern, dir deine Beziehungen zu anderen Menschen anzuschauen: Versuche, dich anderen verständlich zu machen, suche nach einer neuen Weise, dich auszudrücken, und sorge dafür, dass du gehört wirst.

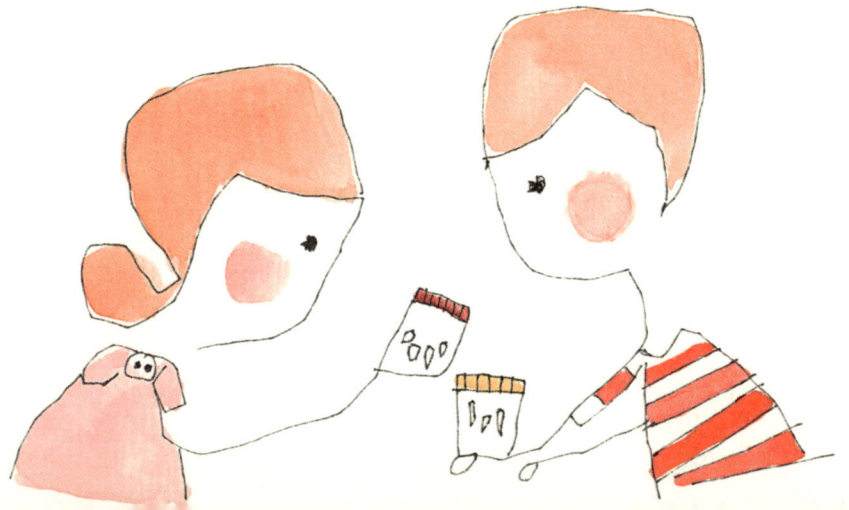

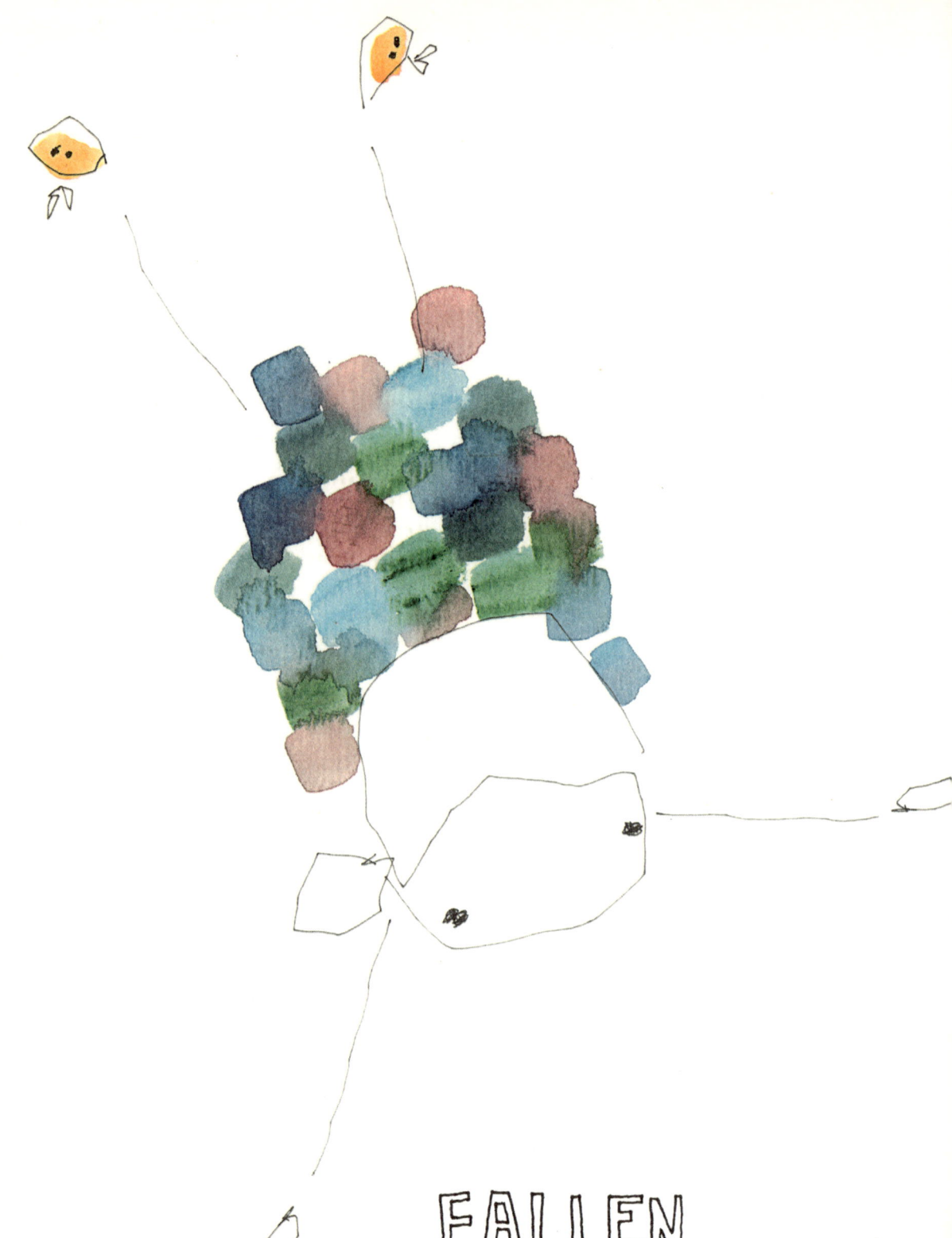

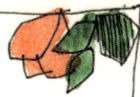

FALLTRÄUME SIND WÄHREND DER EINSCHLAFPHASE BESONDERS HÄUFIG. MEIST FÜHLT ES SICH SO AN, ALS WÜRDE DEIN KÖRPER TATSÄCHLICH FALLEN.

Manche Psychologen sagen, dass Fallträume Ausdruck von Haltlosigkeit, Unsicherheit oder Ängsten sind, die wir im Alltag haben. Andere Wissenschaftler führen Fallträume dagegen auf eine rein körperliche Reaktion zurück. Der Traum wird häufig begleitet von einem schreckhaften Zusammenzucken, bekannt als „myoklonisches Zucken". Mit dieser ruckartigen Bewegung versucht dein Körper, die beim Einschlafen verloren geglaubte Balance wiederzuerlangen. Außerdem begibt er sich in Alarmbereitschaft: Das Herz klopft schneller, der Atem geht rascher. Evolutionsforscher führen Fallträume daher auf prähistorische Zeiten zurück, als es für unsere Vorfahren noch überlebensnotwendig war, auf nächtliche Gefahren rasch reagieren zu können.

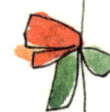

WENN WIR UNS SELBST IM TRAUM immer tiefer fallen sehen, kann das bedeuten, dass wir uns nach Trost sehnen. Fallen beinhaltet aber auch Loslassen – andere Deutungen weisen deshalb darauf hin, dass der Träumende Angst hat, eine geliebte Person zu verlieren.

Fallen ist in der Regel etwas, was uns zustößt, und nichts, was wir willentlich tun. Solche Träume fordern uns daher auf, uns Gegebenheiten in unserem Leben anzuschauen, die uns unangenehm sind, die wir aber nicht ändern können. Das Gefühl zu fallen ist verbunden mit dem Gefühl, die Kontrolle zu verlieren. Welche Bereiche deines Lebens fühlen sich so an, als hättest du sie nicht mehr im Griff? Fühlst du dich vielleicht überfordert oder alleingelassen? Oder will dich dein Traum vor einem Absturz warnen? Vielleicht gibst du dich selbstsicherer, als du eigentlich bist. Schau dir auch den Zeitpunkt und den Zusammenhang an, in dem du vom Fallen geträumt hast. Versuche herauszufinden, was deine Angst im Wachzustand hervorgerufen hat, und unternimm etwas, um dich nicht von ihr unterkriegen zu lassen.

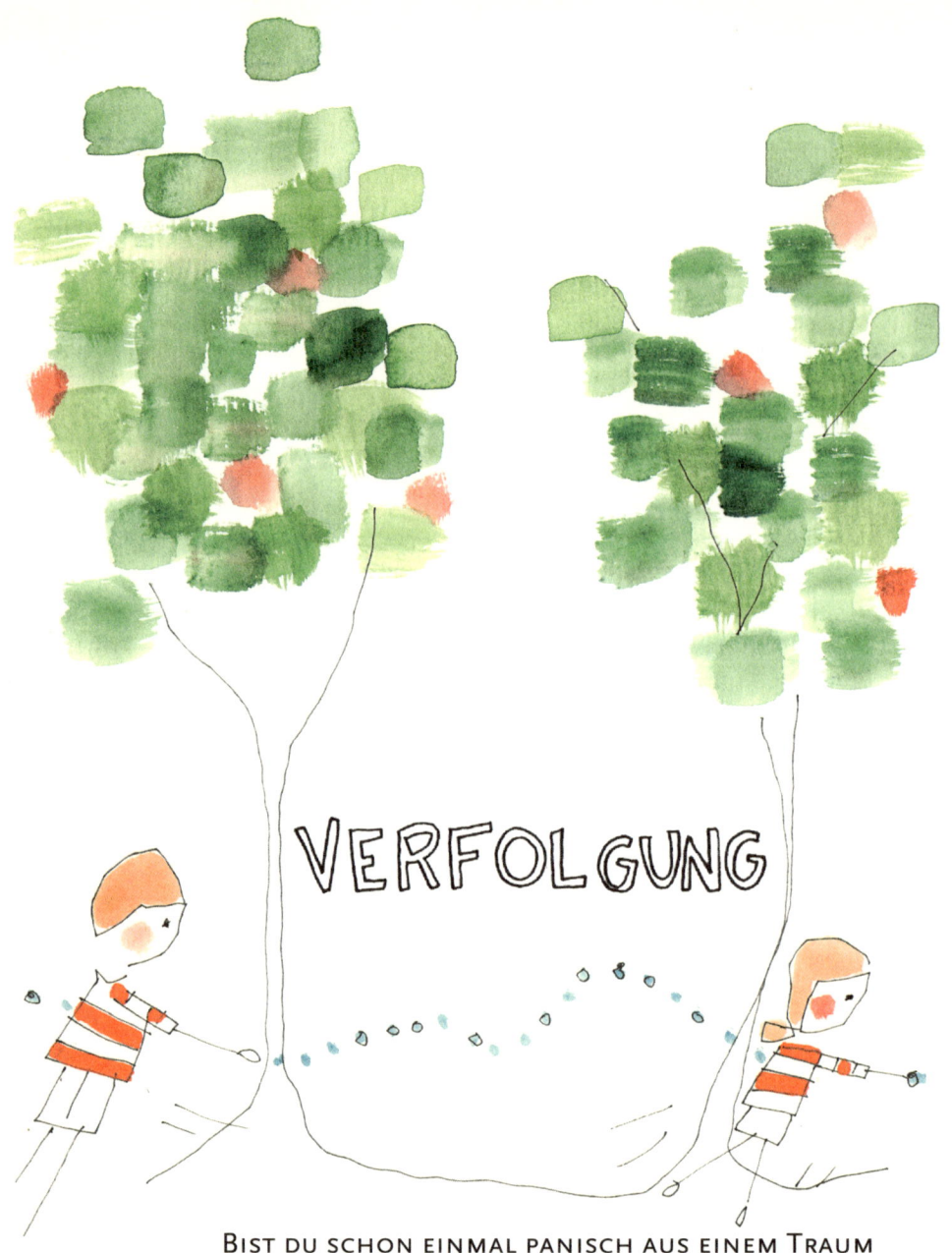

VERFOLGUNG

Bist du schon einmal panisch aus einem Traum aufgeschreckt, in dem du gejagt wurdest – nur um erleichtert festzustellen, dass du sicher unter deiner warmen Bettdecke liegst?

Verfolgungsträume fühlen sich sehr echt an und hinterlassen oft einen bleibenden Eindruck. Meist kehren sie immer wieder und erinnern an Situationen, in denen man sich schwach und verletzlich gefühlt hat, zum Beispiel in der Kindheit. Wenn du dir die Umstände der Verfolgung bewusst machst, kommst du der Bedeutung deines Traums auf die Spur.

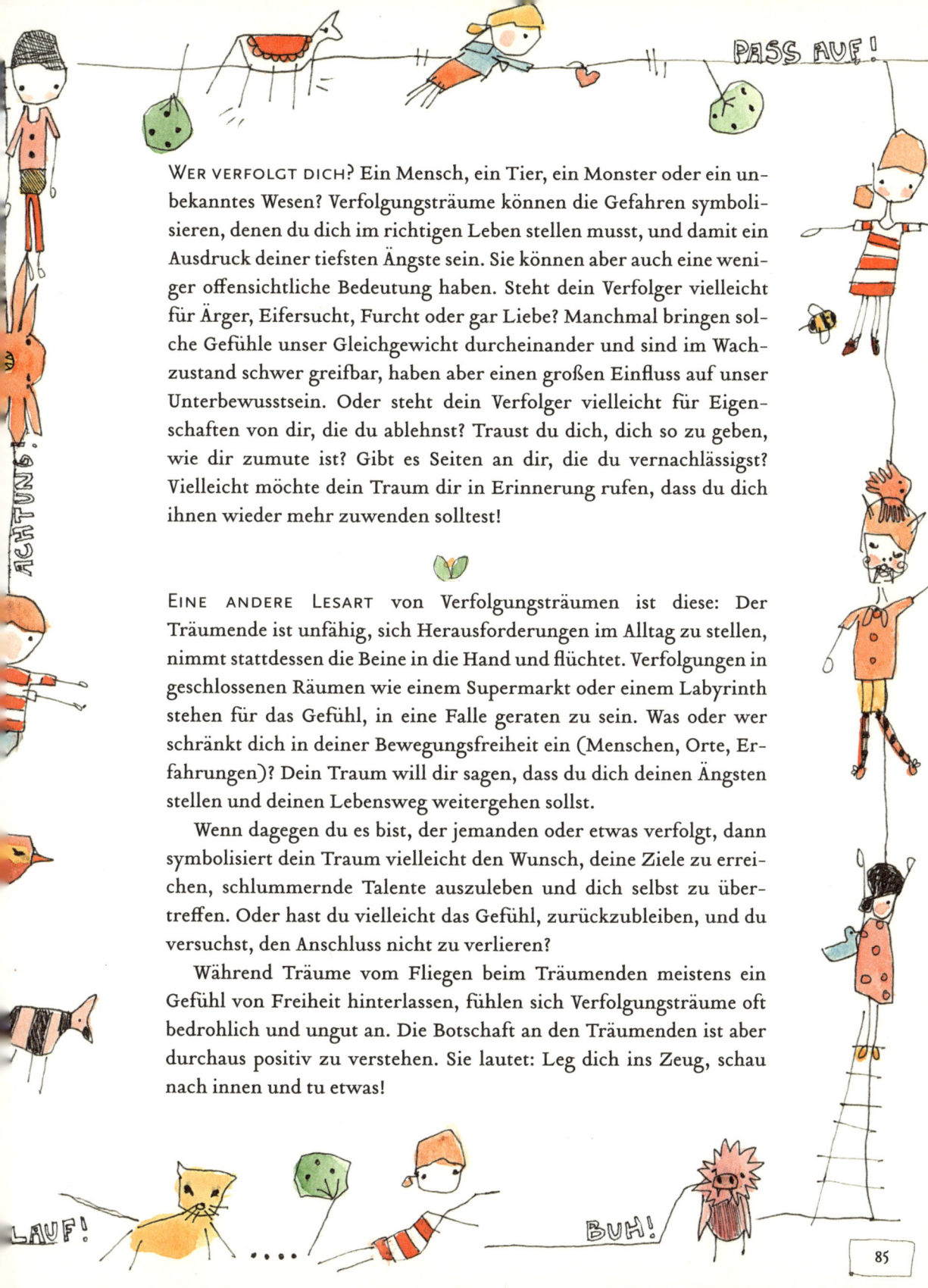

Wer verfolgt dich? Ein Mensch, ein Tier, ein Monster oder ein unbekanntes Wesen? Verfolgungsträume können die Gefahren symbolisieren, denen du dich im richtigen Leben stellen musst, und damit ein Ausdruck deiner tiefsten Ängste sein. Sie können aber auch eine weniger offensichtliche Bedeutung haben. Steht dein Verfolger vielleicht für Ärger, Eifersucht, Furcht oder gar Liebe? Manchmal bringen solche Gefühle unser Gleichgewicht durcheinander und sind im Wachzustand schwer greifbar, haben aber einen großen Einfluss auf unser Unterbewusstsein. Oder steht dein Verfolger vielleicht für Eigenschaften von dir, die du ablehnst? Traust du dich, dich so zu geben, wie dir zumute ist? Gibt es Seiten an dir, die du vernachlässigst? Vielleicht möchte dein Traum dir in Erinnerung rufen, dass du dich ihnen wieder mehr zuwenden solltest!

Eine andere Lesart von Verfolgungsträumen ist diese: Der Träumende ist unfähig, sich Herausforderungen im Alltag zu stellen, nimmt stattdessen die Beine in die Hand und flüchtet. Verfolgungen in geschlossenen Räumen wie einem Supermarkt oder einem Labyrinth stehen für das Gefühl, in eine Falle geraten zu sein. Was oder wer schränkt dich in deiner Bewegungsfreiheit ein (Menschen, Orte, Erfahrungen)? Dein Traum will dir sagen, dass du dich deinen Ängsten stellen und deinen Lebensweg weitergehen sollst.

Wenn dagegen du es bist, der jemanden oder etwas verfolgt, dann symbolisiert dein Traum vielleicht den Wunsch, deine Ziele zu erreichen, schlummernde Talente auszuleben und dich selbst zu übertreffen. Oder hast du vielleicht das Gefühl, zurückzubleiben, und du versuchst, den Anschluss nicht zu verlieren?

Während Träume vom Fliegen beim Träumenden meistens ein Gefühl von Freiheit hinterlassen, fühlen sich Verfolgungsträume oft bedrohlich und ungut an. Die Botschaft an den Träumenden ist aber durchaus positiv zu verstehen. Sie lautet: Leg dich ins Zeug, schau nach innen und tu etwas!

TRAUMFÄNGER

Ursprünglich stammen Traumfänger aus Nordamerika. Die Ureinwohner banden einen biegsamen Weidenzweig zu einem Ring und bespannten ihn kreuz und quer mit Fäden. In dieses Netz flochten die Menschen Gegenstände, die ihnen besonders wichtig oder heilig waren.

Die Menschen glaubten, dass sich böse Träume im Netz des Traumfängers verfangen und im Licht der aufgehenden Sonne auflösen würden, während die schönen Träume den Schlafenden ungehindert erreichten. Manche waren aber auch überzeugt, dass von all den Geistern, die nach der Vorstellung indianischer Kulturen die Nachtluft bevölkern, allein die guten durch ein Loch in der Mitte des Traumfängers schlüpfen könnten. An den Federn, die in das Netz des Traumfängers geflochten wurden, sollten sie hinab zum Lager des Träumenden gleiten.

Grundausstattung zum Träumefangen

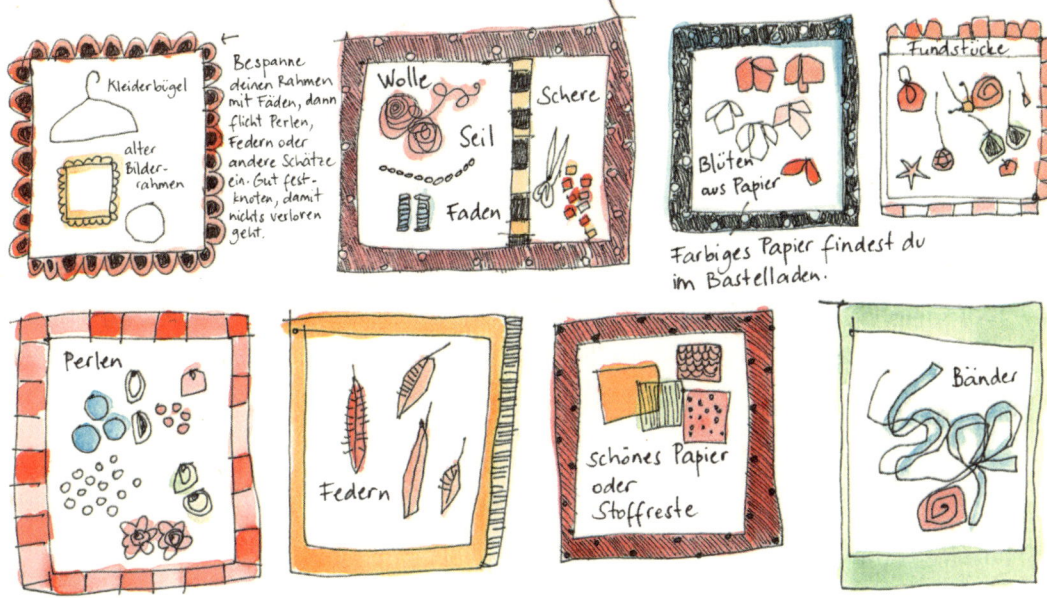

DIE AMERIKANISCHEN UREINWOHNER verwendeten bei der Herstellung traditioneller Traumfänger ausschließlich Naturmaterialien. Das ist von besonderer Bedeutung: War ein Kind alt genug, den Nachtgeistern selbst die Stirn zu bieten, zerfielen in der Regel auch die Blätter und die anderen Bestandteile seines Traumfängers. So symbolisierte der Traumfänger den Übergang von der Kindheit zum Erwachsensein. Auch die Form war wohlüberlegt: Der Kreis steht für Einheit und Stärke.

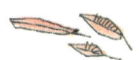

HEUTE WERDEN TRAUMFÄNGER zum Leidwesen der indianischen Kunsthandwerker kommerziell vertrieben, aus ihrem heiligen Kontext gerissen und ihrer eigentlichen Bedeutung entfremdet.

Wenn du deinen Traumfänger dagegen mit Bedacht und Respekt vor der ursprünglichen Idee selbst bastelst, hauchst du dieser Tradition wirklich neues Leben ein. Verwende nur Dinge, die dir etwas bedeuten. So wird dein Traumfänger zu einem Spiegelbild deiner Persönlichkeit und deiner eigenen Geschichte!

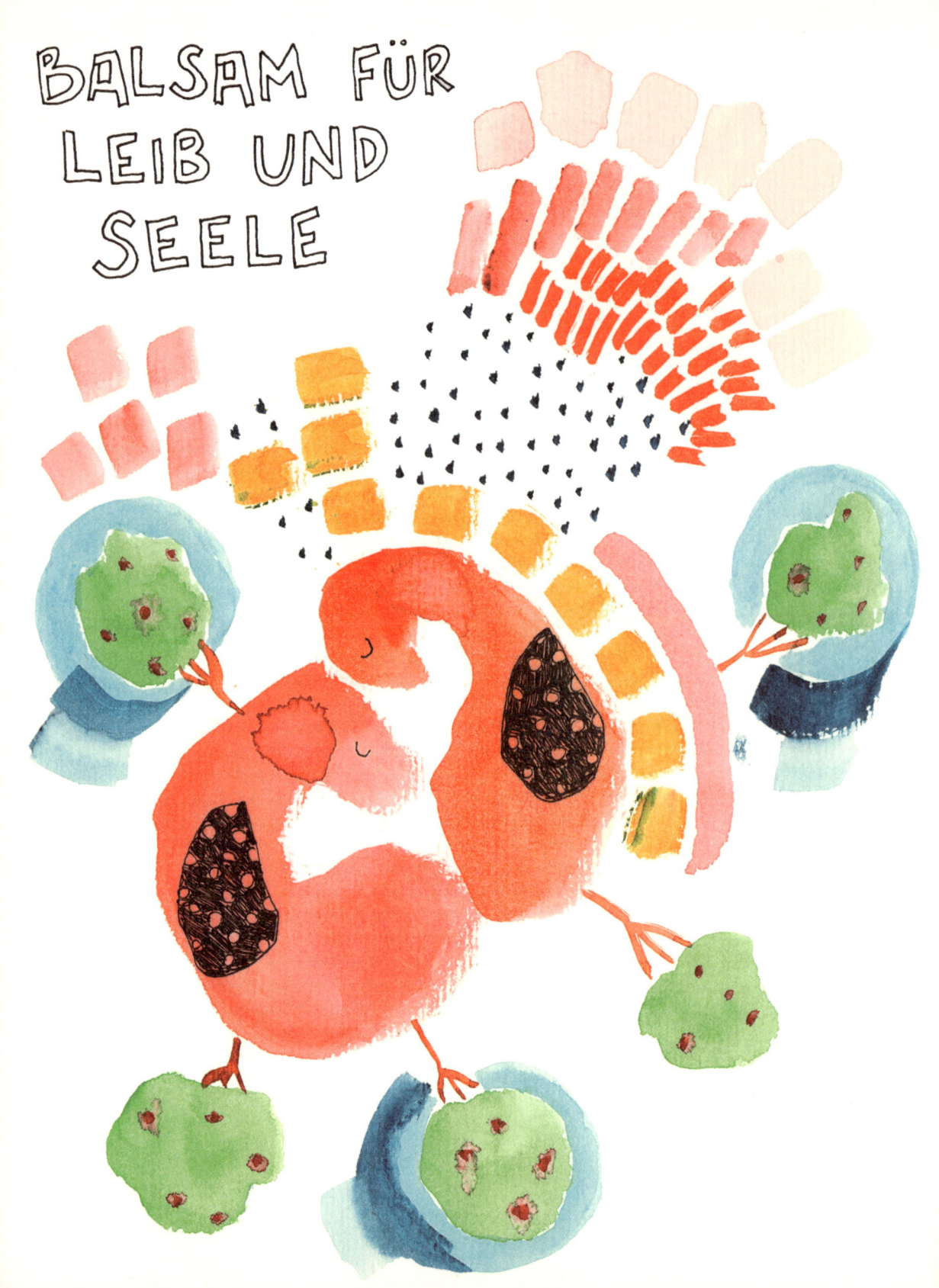

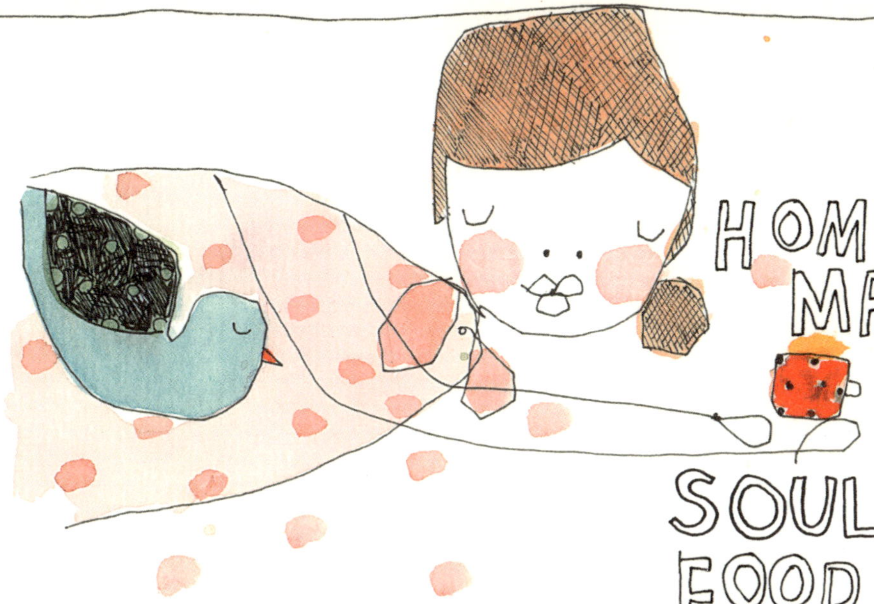

HOMEMADE SOUL FOOD

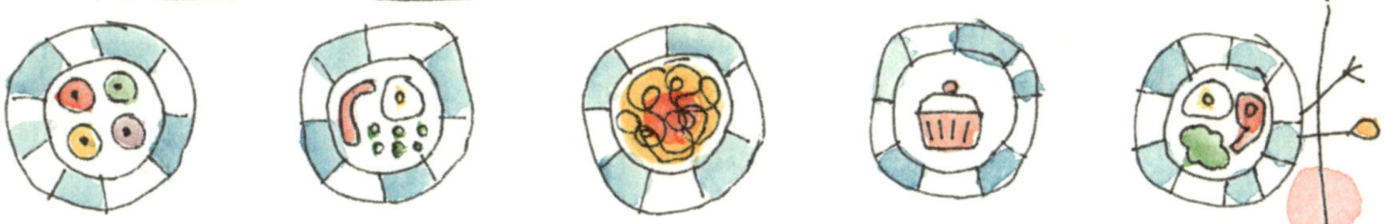

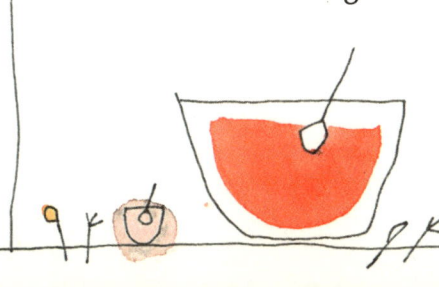

Liebe geht bekanntlich durch den Magen. Gerichte, die mit viel Liebe zubereitet wurden, sind wie Streicheleinheiten für die Seele: Sie heben die Stimmung und trösten über kleine Unpässlichkeiten hinweg.

Gutes Essen hilft dem Körper, sich zu erholen, und bringt Sonne ins Gemüt. Ein Trostgericht für jemanden zu kochen, der etwas Aufmunterung vertragen kann, ist deshalb immer eine gute Idee. Noch schöner ist es natürlich, selbst kulinarisch verwöhnt zu werden. Die folgenden Rezepte wärmen und stärken, sind lecker und machen dich schneller wieder fit, als du dich im Bett umdrehen kannst. An einem dieser Tage, an dem die Kissen dich einfach nicht loslassen wollen, eignen sie sich wunderbar für einen Snack in der Horizontalen. Mögen sie dir und deinen Lieben Trost und Freude bringen!

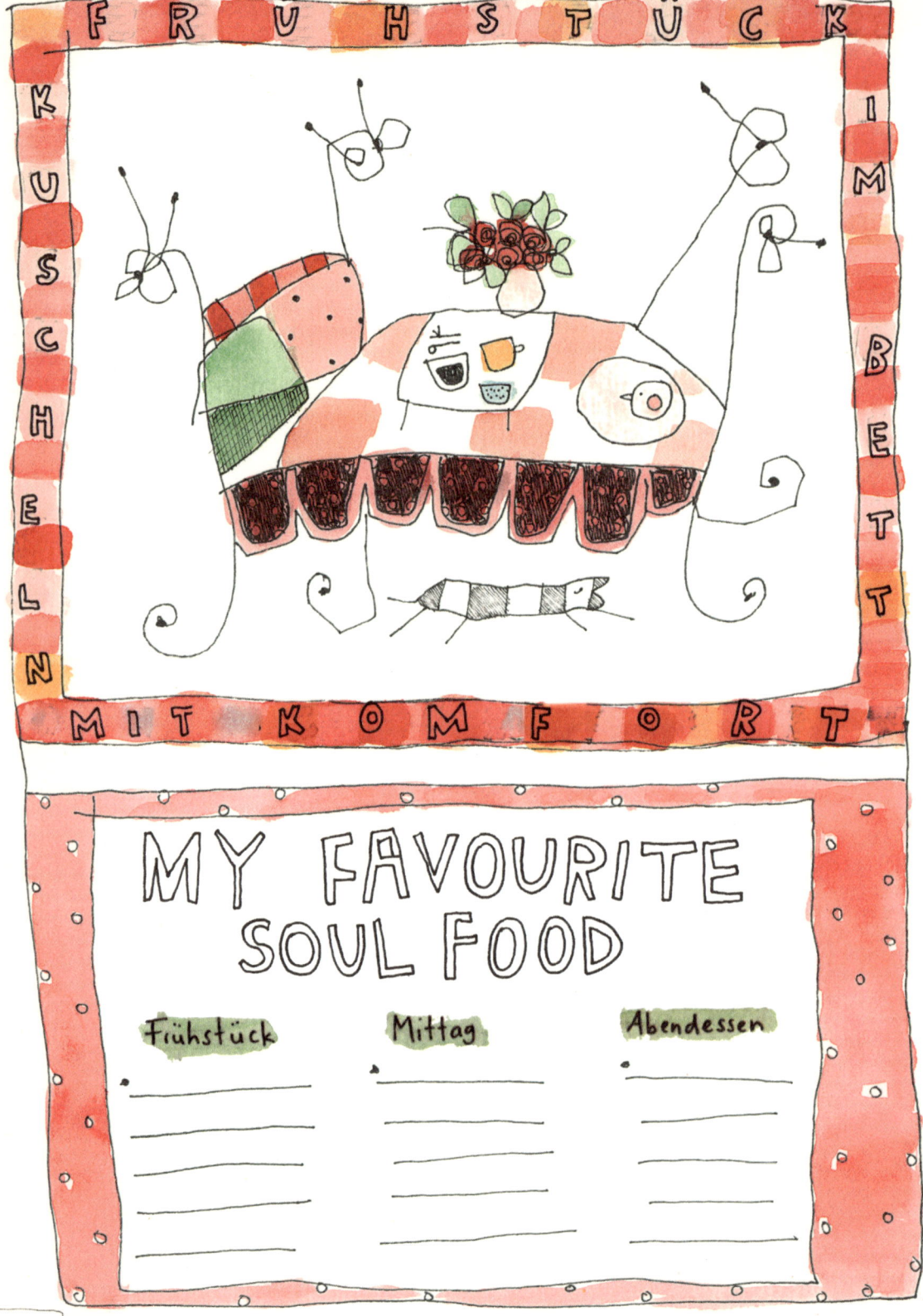

FRÜHSTÜCK IM BETT MIT KOMFORT KUSCHELN

MY FAVOURITE SOUL FOOD

Frühstück   Mittag   Abendessen

PICKNICK IM BETT

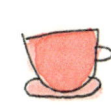   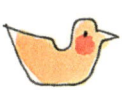

Wenn du warm und behaglich in deinem Bett liegst und dir plötzlich der Magen knurrt, ist der Zeitpunkt gekommen, nach dem Zimmerservice zu klingeln! Einige haben vielleicht das Glück, dass ihnen ein lieber Mensch oder ein gut erzogenes Haustier ein paar Knabbereien ans Bett bringt. Sollte gerade niemand in der Nähe sein, kannst du dir natürlich auch selbst ein Betttablett bestücken und damit in deine behagliche Kuscheloase zurückkehren.

Gerichte, die mit Hingabe, Aufmerksamkeit und Liebe zubereitet wurden, stärken den Körper und wärmen das Herz. Ist dir schon mal aufgefallen, wie viel besser eine Tasse Tee schmeckt, die eigens für dich zubereitet und an dein Bett gebracht wurde? Und wie viel leckerer selbst gebackene Kekse, am besten frisch aus dem Ofen, im Vergleich zu Keksen aus dem Supermarkt sind?

Wenn du dir selbst Bettruhe verordnet hast, sind ausgewählte Leckerbissen besonders wichtig. Versuch es mal mit Monicas „Hühnersuppe für die Seele" (S.96/97), einer Tasse heißem Ingwertee (S.101) oder einem Toast mit Honig. Tu dir was Gutes!

 # Checkliste für die Bettmahlzeit

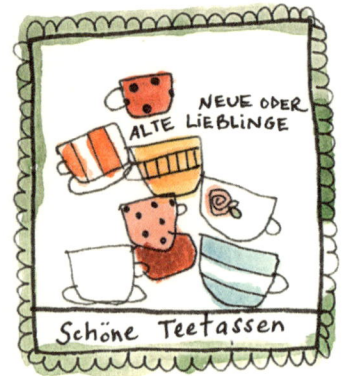
NEUE ODER ALTE LIEBLINGE
Schöne Teetassen

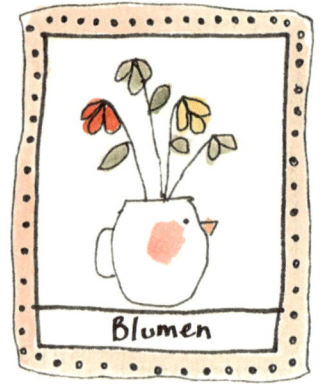
Blumen

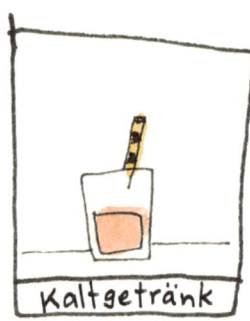
Kaltgetränk

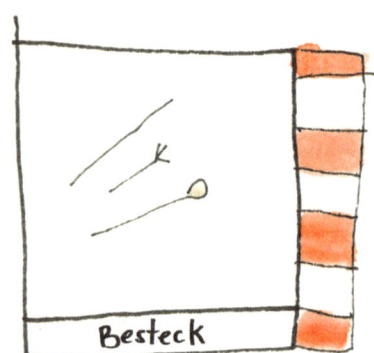
Besteck

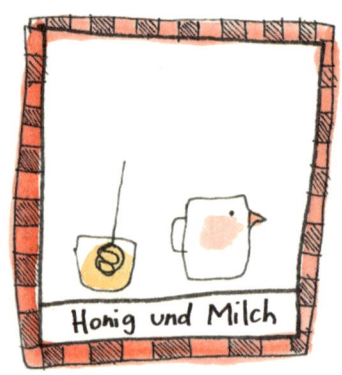
Honig und Milch

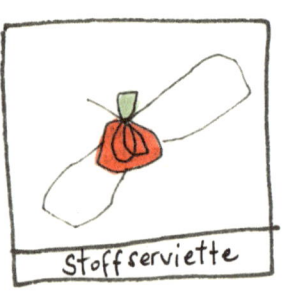
Stoffserviette

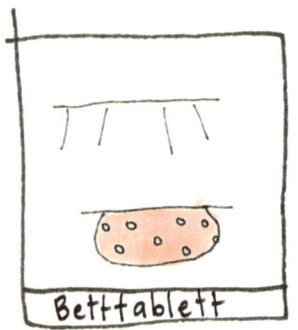
Betttablett

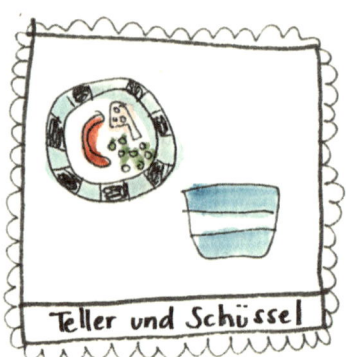
Teller und Schüssel

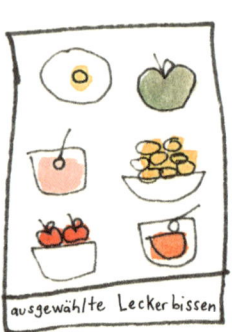
ausgewählte Leckerbissen

DAS BETTTABLETT

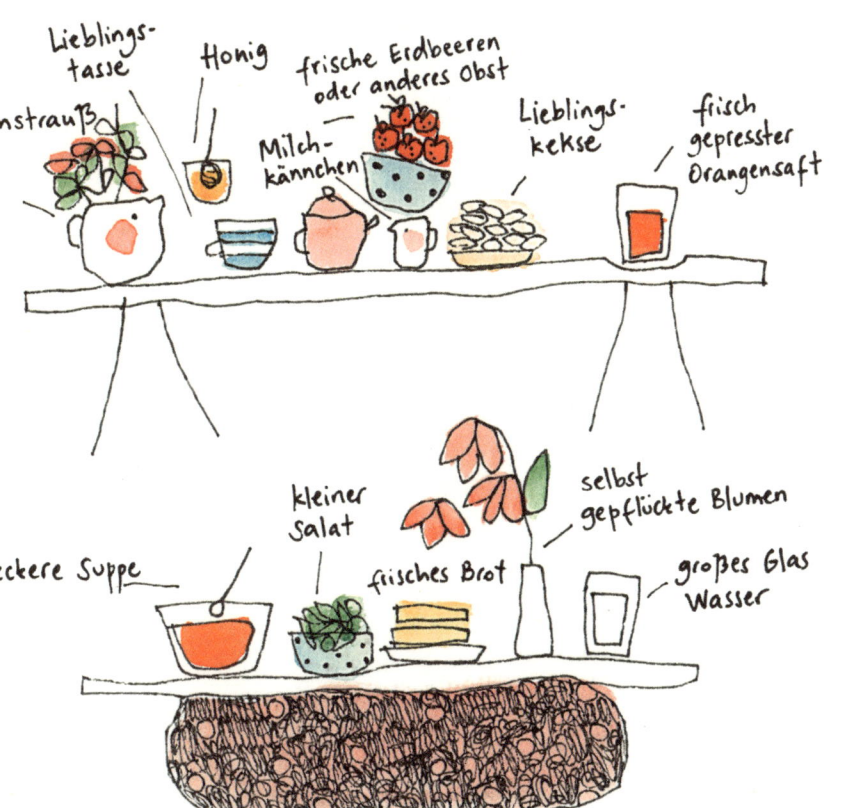

Betttabletts gibt es in verschiedenen Größen und mit vielen tollen Extras. Vielleicht hättest du gern ein Exemplar mit einem praktischen Becherhalter oder ein Modell mit eleganten Beinen zum Ausklappen und eingebautem Geschirr? Oder du entscheidest dich für die Variante, bei der das Tablett auf einem kuscheligen Kissen thront.
Auf den Bildern oben siehst du eine süße und eine herzhafte Betttablett-Variante, beide voll mit köstlichen Leckerbissen zum Verwöhnen, Stärken und Hungerstillen. Vergiss die Blumen nicht! Sie bringen die Natur an dein Bett.

Roslyns Herzerwärmendes Hähnchenragout

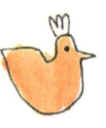
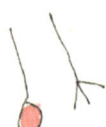
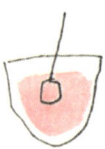

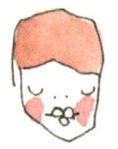

Jede Familie hat ihre Lieblingsgerichte: Sie werden mit besonders viel Liebe zubereitet und können wahre Wunder wirken. Dieses Rezept stammt von meiner Mutter und ist ein besonderer Leckerbissen für Tage, an denen dich nichts anderes unter der Bettdecke hervorlocken kann. Das Ragout erhält eine Blätterteighaube, die mit den Initialen der Person verziert wird, für die es bestimmt ist. Zusammen mit der köstlichen Füllung und der knusprigen Decke macht diese persönliche Note das Ragout zu einem idealen Trostgericht.

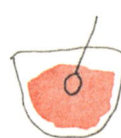

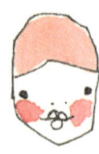
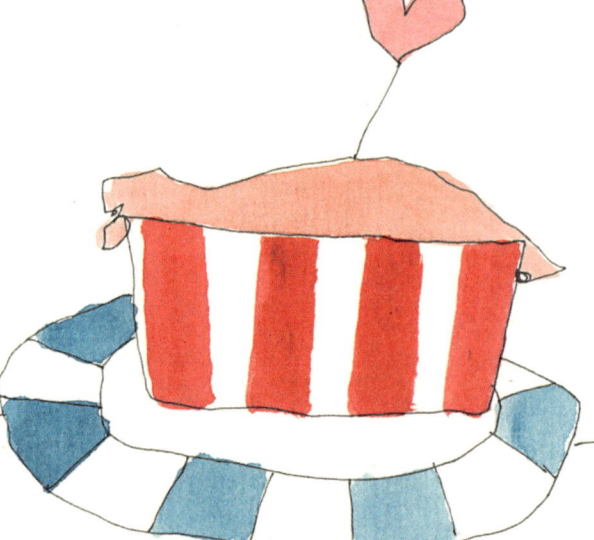
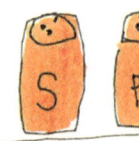
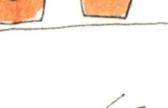

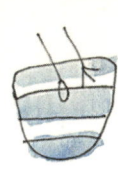 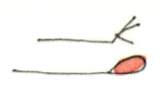 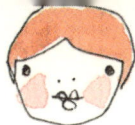 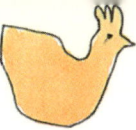 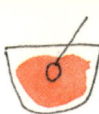 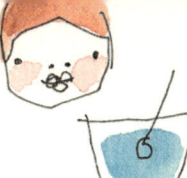

Für 4 Portionen

Für das Ragout:
1 gegartes Hähnchen (ca. 1,5 kg), nach Belieben gebraten, pochiert oder gegrillt
3 große Kartoffeln, geschält und in dicke Scheiben geschnitten
45 g Butter
6 Frühlingszwiebeln, geschnitten
1 Knoblauchzehe, fein gewürfelt
2 EL Mehl
1/3 Tasse (60 ml) Hühnerbrühe
1/3 Tasse (60 ml) trockener Weißwein
1/2 Tasse (125 g) Sahne

2 TL Dijonsenf
1 TL Mayonnaise
1/2 Tasse (60 g) geriebener Käse (z.B. Cheddar)
1 Prise edelsüßes Paprikapulver
gehackte Petersilie zum Bestreuen

Für die Teigdecke:
1 große Platte Blätterteig (aus dem Kühlregal)
Milch zum Bestreichen

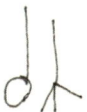  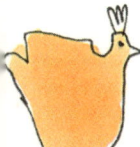 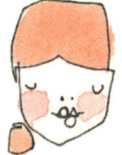

Für das Ragout Hähnchenfleisch vom Knochen lösen, zerkleinern und beiseite stellen.

Kartoffelscheiben in einen Topf mit reichlich Wasser geben und zum Kochen bringen. 10 Min. kochen lassen. Die Kartoffeln sollten noch ziemlich fest sein (Gabelprobe). Wasser abgießen, Kartoffeln in eine flache ofenfeste Form geben (18 cm Ø) und 15 g Butter darüber verteilen. Hähnchenfleisch und Frühlingszwiebeln darübergeben.

Restliche Butter bei geringer Hitze in einer Pfanne zerlassen, Knoblauch dazugeben. Mehl, Hühnerbrühe, Wein, Sahne, Senf und Mayonnaise unterrühren und ca. 4–5 Min. kochen lassen, bis die Soße Blasen schlägt. Dabei regelmäßig umrühren.

Die Soße über Hähnchen und Kartoffeln geben und das Ragout anschließend mit Käse, Paprikapulver und Petersilie bestreuen.

Jetzt kommt der kreative Part! Für die Teigdecke die Blätterteigplatte über die Form legen und überstehenden Teig mit einem Messer entfernen. Aus den Teigresten Herzen, die Initialen einer geliebten Person oder andere Formen ausschneiden oder -stechen. Verzierungen auf die Teigdecke legen und leicht andrücken. Blätterteigdecke mit Milch bestreichen.

Im vorgeheizten Backofen bei 200 °C (Umluft 180 °C) in etwa 45 Min. goldbraun backen.

Ein grüner Blattsalat ist der ideale Begleiter für dieses herzerwärmende Gericht.

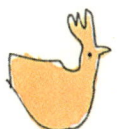 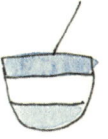  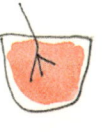
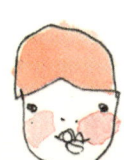 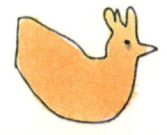 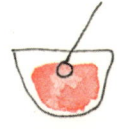 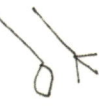 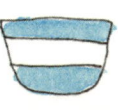 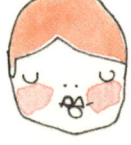

HÜHNERSUPPE FÜR DIE SEELE

Dieses wunderbare Gute-Besserung-Gericht kommt von meiner lieben Freundin und Superköchin Monica Trápaga.

„Du bist erkältet und verschnupft und fühlst dich so hundsmiserabel, dass du dir selbst nichts kochen magst? Dann ist es der größte Akt der Nächstenliebe, wenn dir jemand eine Hühnersuppe zubereitet."

Monica

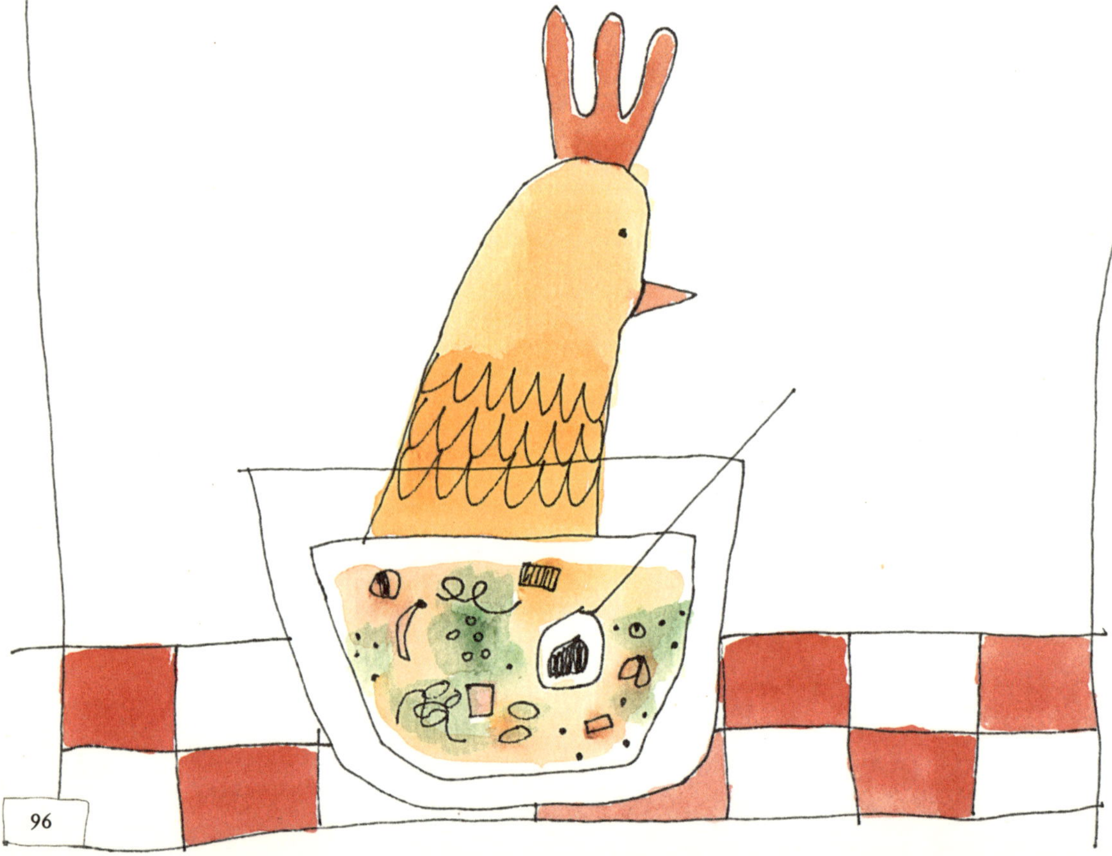

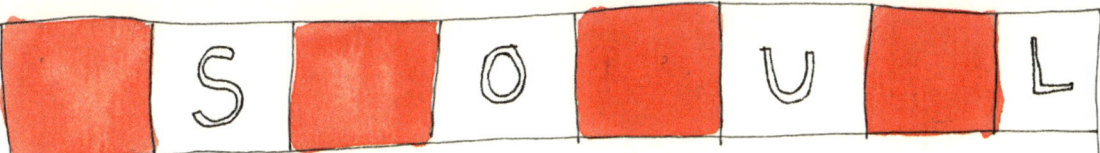

Für 6 Portionen

Olivenöl zum Anbraten
2 große Zwiebeln, grob gehackt
1/2 Stange Staudensellerie, in Stücke geschnitten
4 Karotten, in Stücke geschnitten
8 cm Ingwer, in grobe Stücke geschnitten
6 Knoblauchzehen, grob gehackt
2–3 frische rote Chilischoten, fein gehackt
1 Handvoll Pfefferkörner
1 Bund Koriander (Wurzeln und 2,5 cm des Stängels fein gehackt, Blätter gezupft)
1 küchenfertiges Suppenhuhn (ca. 1,6 kg)
1 1/2–2 l Hühnerbrühe (genug, um das Huhn zu bedecken)
Sojasprossen
frisch gehackte Chilischote zum Bestreuen

Öl in einem großen Suppentopf erhitzen. Zwiebeln und Sellerie dazugeben und 5 Min. andünsten. Karotten hinzufügen und weitere 5 Min. dünsten.

Ingwer, Knoblauch, Chilischoten, Pfefferkörner, Korianderwurzel und -stängel, Huhn und Hühnerbrühe dazugeben und bei geringer Hitze 50 Min. köcheln lassen. Ab und an Schaum mit dem Schaumlöffel abschöpfen. Per Gabelprobe prüfen, ob das Huhn gar ist. Der Bratensaft darf nicht mehr blutig sein.

Fleisch vom Suppenhuhn ablösen, Haut entfernen und in mundgerechte Stücke zerteilen. Hühnerfleisch mit einigen Korianderblättern und Sojasprossen in Suppenteller geben und mit Chili bestreuen. Anschließend mit der Suppe übergießen und heiß servieren.

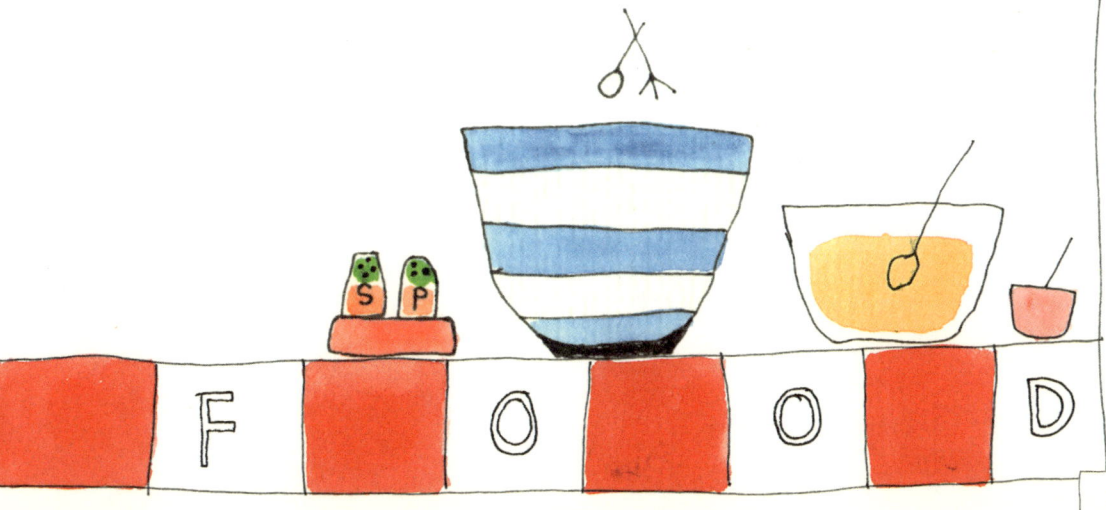

TROSTSPENDER-CRUMBLE

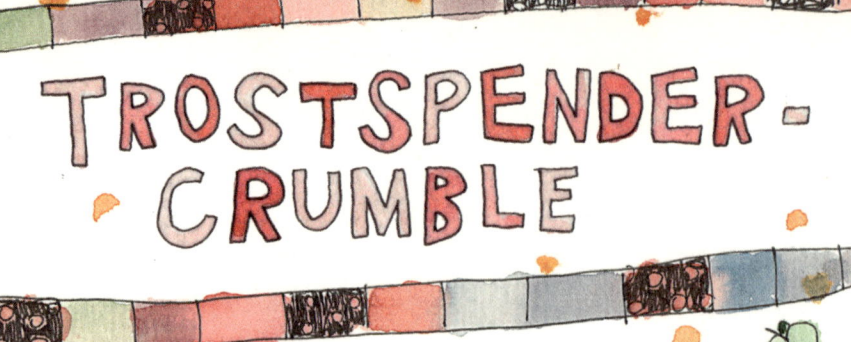

Wenn du Appetit auf eine köstliche und wärmende Kalorienbombe hast, kommst du an einem guten Crumble nicht vorbei. Dieser Rhabarber-Crumble wird mit flüssiger Sahne umrahmt ...

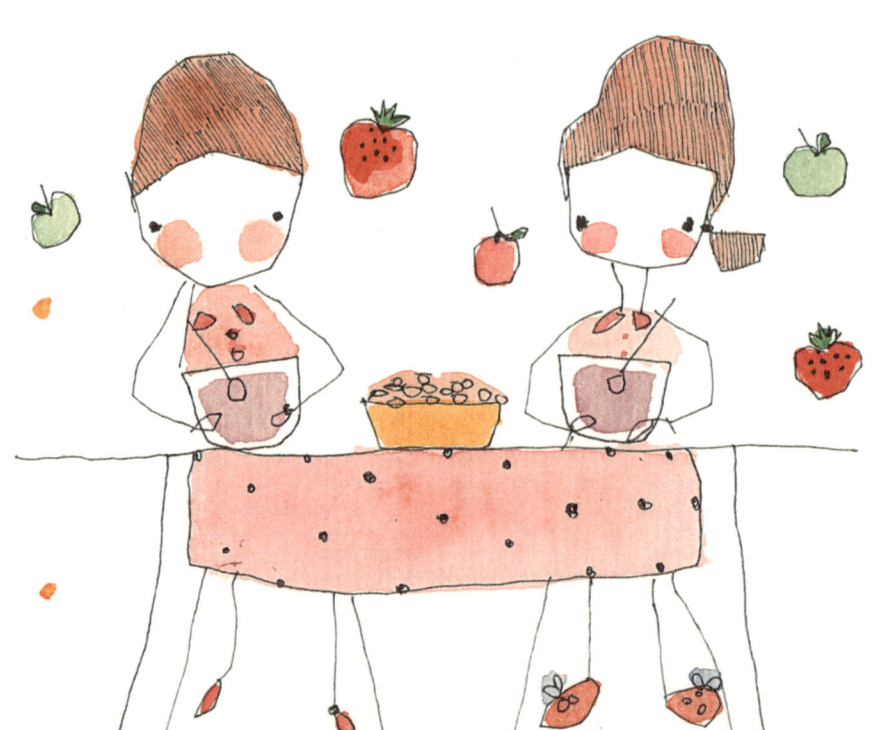

Für 4–6 Personen

FÜR DIE RHABARBERMISCHUNG:
400 g (ca. 4–5 Stangen) Rhabarber ohne Blätter, geschält und in kleine Stücke geschnitten
2 grüne Äpfel, geschält, entkernt und in Stücke geschnitten
1/3 Tasse (75 g) brauner Zucker
Saft und abgeriebene Schale von 1 unbehandelten Orange

FÜR DEN CRUMBLETEIG:
50 g Butter, geschmolzen
1/3 Tasse (50 g) Mehl
1/3 Tasse (45 g) Haferflocken
1/3 Tasse (75 g) brauner Zucker
1/3 Tasse (30 g) Kokosraspeln
abgeriebene Schale von 1 unbehandelten Zitrone
1/2 TL Zimt
200 ml Sahne (wenn du magst)

Für die Rhabarbermischung Rhabarber, Äpfel, braunen Zucker, Orangensaft und -schale in eine Schüssel geben und vermengen.

Mischung in die Mitte einer flachen, ofenfesten Form (18 cm Ø) geben, sodass ein 2 cm breiter Rand frei bleibt. Mischung mit Alufolie bedecken und Folie fest andrücken. So trocknet die Mischung nicht aus und bleibt in Form. Im vorgeheizten Backofen bei 200 °C (Umluft 180 °C) 30 Min. backen.

Alle Zutaten für den Crumbleteig miteinander vermengen. Rhabarbermischung aus dem Ofen nehmen und Folie entfernen. Sahne über und neben den Rhabarber geben, sodass die Mischung von einem „Burggraben" aus Sahne umgeben ist. Crumbleteig auf die Rhabarbermischung geben und weitere 15 Min. backen. Vor dem Servieren etwas abkühlen lassen.

Statt Sahne passen auch eine Kugel Vanilleeis oder Naturjoghurt zum Crumble. Achtung: Beides erst kurz vor dem Servieren hinzufügen!

Wenn du keinen Rhabarber magst, kannst du stattdessen 400 g gemischte Beeren verwenden.

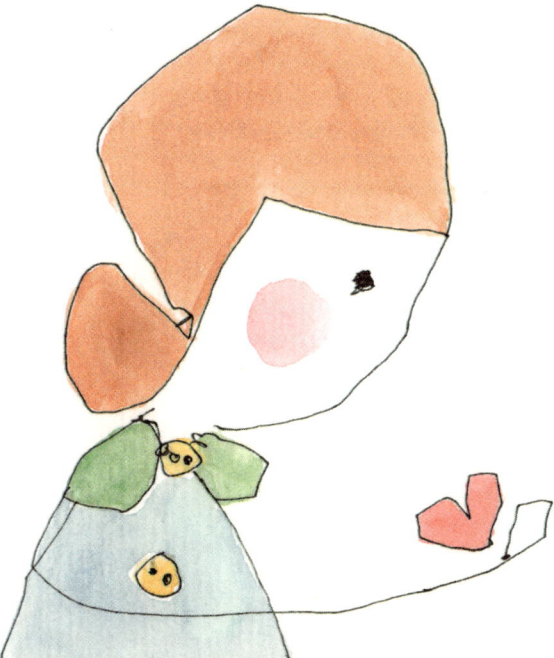

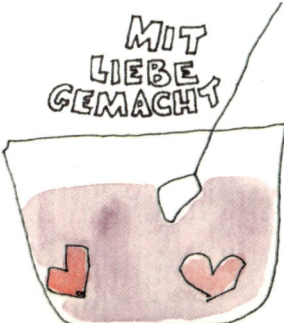

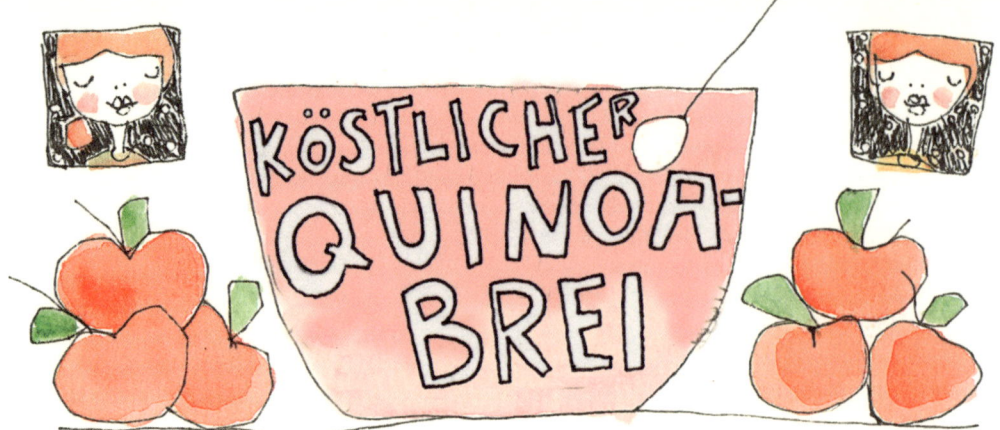

Köstlicher Quinoa-Brei

Dieser nahrhafte Brei baut auf die Kraft von Quinoa, einer getreideähnlichen Pflanze, die bereits vor über 5000 Jahren in den Anden angebaut wurde. Die Inka bezeichneten Quinoa als „Mutter aller Getreide". Quinoa enthält nicht nur viel Eiweiß, Eisen und Calcium, sondern auch wichtige Aminosäuren sowie Vitamin B und E. Es ist von Natur aus glutenfrei.

Für 2 Portionen

Für das Fruchtkompott:
6 getrocknete Feigen, geviertelt
4 frische Aprikosen, geviertelt
1 1/2 EL Sultaninen
Saft von einer Orange

Für den Brei:
1 Tasse (170 g) Quinoaflocken

Zum Garnieren:
2 EL Vanillejoghurt
Pistazien oder geröstete Mandeln und Ahornsirup

Für das Fruchtkompott Feigen, Aprikosen und Sultaninen in einen kleinen Topf (ca. 12 cm Ø) geben. Orangensaft und so viel Wasser zugeben, dass die Früchte gerade eben bedeckt sind. Im geschlossenen Topf zum Kochen bringen, dann bei schwacher Hitze so lange köcheln lassen, bis die Früchte zu Kompott zerkocht sind (15–20 Min).
Für den Brei 2 Tassen Wasser (90 ml) zu den Quinoaflocken geben und die Mischung bei mittlerer Hitze zum Kochen bringen. Bei schwacher Hitze 12–15 Min. köcheln lassen.

Den Brei mit Fruchtkompott und einem Klecks Vanillejoghurt servieren. Nach Belieben mit Pistazien oder gerösteten Mandeln und Ahornsirup garnieren.

Wenn du es gern süß, klebrig und sahnig magst, ersetze den Joghurt durch ein wenig gezuckerte Kondensmilch – einfach über den warmen Brei geben und verrühren.

Für eine exotische Variante gib ein wenig Rosen- oder Orangenblütenwasser zum Kompott.

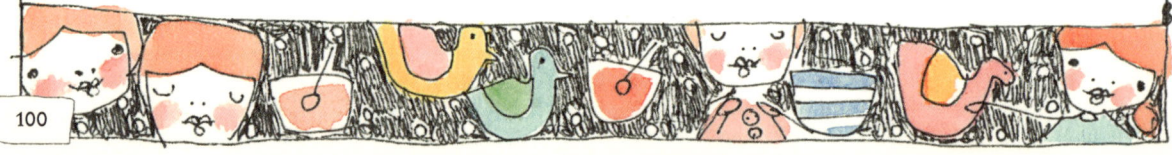

Camilles grandioser Ingwertee stärkt die Abwehr und hilft bei Magenweh

Oh nein! Es tut mir leid zu hören, dass es dir nicht gut geht! Die beste Freundin meiner Großmutter hat ihr in solchen Fällen immer Ingwertee gekocht. Der hilft, wenn man sich den Magen verdorben hat, und stärkt die Abwehrkräfte.
Gute Besserung und alles Liebe
Camille
x

4 SCHEIBEN FRISCHEN INGWER IN EINEN TOPF MIT 2 TASSEN WASSER (320 ML) GEBEN UND DAS WASSER IN ETWA 30 MIN. AUF DIE HÄLFTE EINKOCHEN LASSEN. TEE IN DIE LIEBLINGSTASSE FÜLLEN UND NACH GESCHMACK EIN WENIG HONIG UND ZITRONE ZUGEBEN. GENIESSEN!

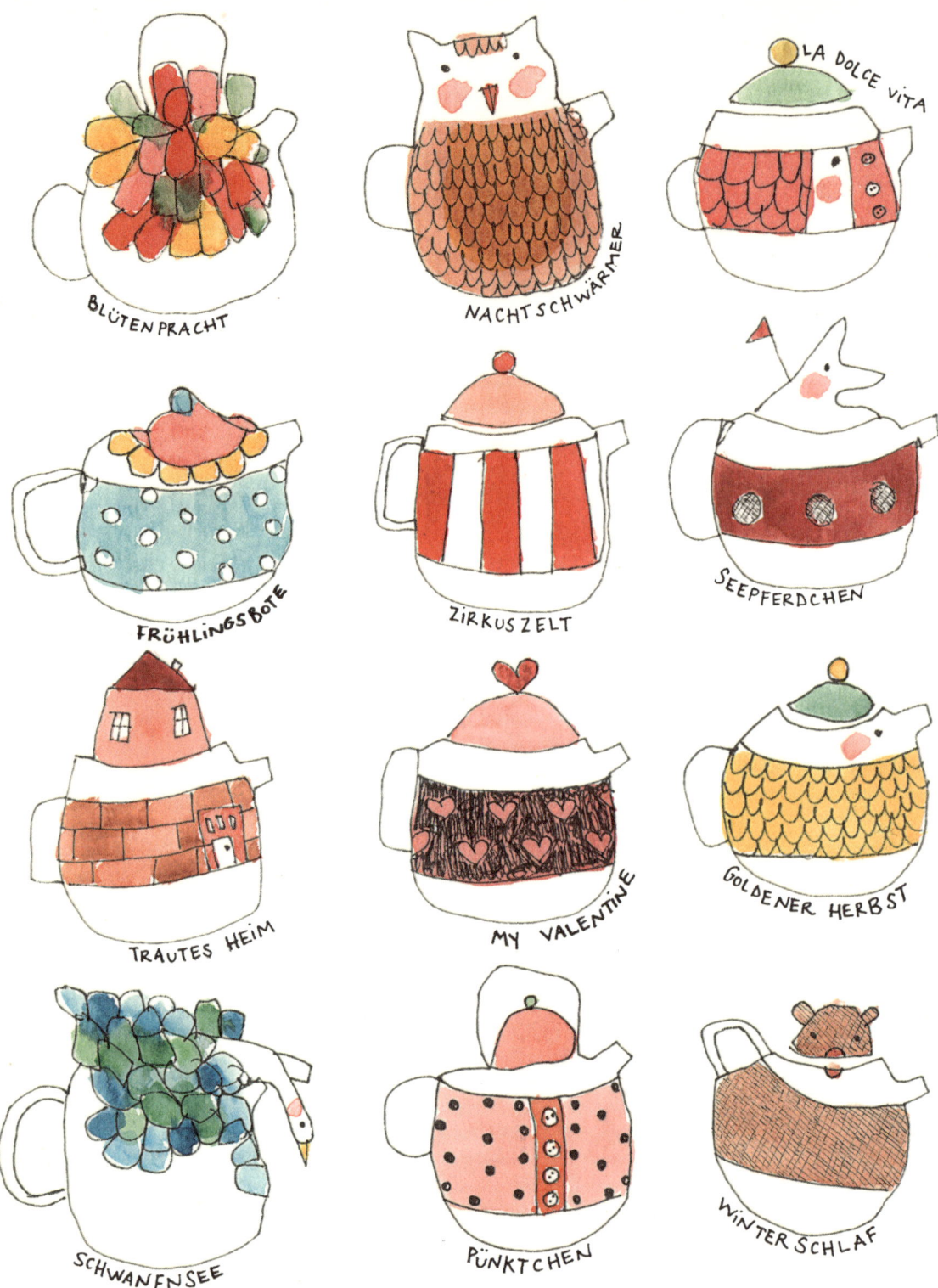

TASSEN WÄRMER

GESTRICKTE TEEKANNENWÄRMER ERFREUEN NICHT NUR AUGE UND HERZ, SIE KÖNNEN AUCH EIN PERSÖNLICHES STATEMENT SEIN.

Außerdem verbreiten sie Gemütlichkeit und machen Lust auf Milchbrötchen mit Marmelade. Sie sind wirklich unbezahlbar! Meistens entdeckt man sie an Marktständen, auf dem Flohmarkt oder in Secondhandshops zwischen überzähligen Socken und ausgedienten Hosenträgern. Vielleicht findest du auch noch einen in der Küche deiner Oma. Es hat etwas sehr Liebevolles und Fürsorgliches, seiner Teekanne einen eigenen Pulli zu stricken. Teekannenwärmer halten nicht nur den Tee warm, sie sind auch eine Verbeugung vor der Kanne selbst – ein liebevolles Zeichen der Anerkennung ihrer Form und Aufgabe. Und Teetassen sollte man natürlich mit der gleichen Hochachtung begegnen! Wie das funktioniert, erfährst du auf den nächsten Seiten.

XXL-TEEBECHER-WÄRMER

Du brauchst:

- **Stricknadeln (Stärke 3,0)**
- **1 Knäuel Wolle für Nadelstärke 3,0** (z.B. Zarina Chine, extrafeine Merinowolle)
- **1 Stopfnadel**
- **3 kleine Knöpfe (10 mm Ø)**

Schlage 45 Maschen an.
Stricke 4 Reihen im Rippenmuster (1 rechte Masche, 1 linke Masche im Wechsel).
5. Reihe (rechte Seite): rechte Maschen. Am Anfang und am Ende der Reihe je 1 Masche zunehmen.
6. Reihe: linke Maschen.
Stricke im Muster glatt rechts weiter (Hinreihe: rechte Maschen; Rückreihe: linke Maschen) und nimm am Anfang und am Ende jeder 4. Reihe bei der Hin- und Rückreihe je 1 Masche zu (also insgesamt 16 Maschen).
Die 38. Reihe (linke Seite): linke Maschen ohne zuzunehmen. Sie sollte 63 Maschen haben.

STRICK MICH

Schlage die Oberkante um und stecke einen „Rollkragen" fest.

Knopflochleiste

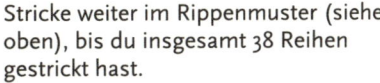

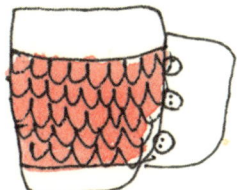

OBERKANTE

39. Reihe (rechte Seite): rechte Maschen.
40. Reihe: linke Maschen.
Stricke so 15 Reihen im Muster glatt rechts (Hinreihe: rechte Maschen; Rückreihe: linke Maschen) weiter ohne zuzunehmen.
Nächste Reihe: Kette alle Maschen ab.

KNOPFLOCHLEISTE

Schlage 5 Maschen an.
Stricke 2 Reihen im Rippenmuster (1 rechte Masche, 1 linke Masche im Wechsel).
3. Reihe (Knopflochreihe): Stricke 1 rechte Masche, 1 linke Masche.
2 Maschen abnehmen. Stricke 1 rechte Masche.
4. Reihe: Stricke 1 linke Masche.
2 Maschen zunehmen. Stricke 1 rechte Masche, 1 linke Masche.
Stricke 14 Reihen weiter im Rippenmuster (siehe oben), bis du insgesamt 20 Reihen gestrickt hast. 21./22. Reihe: Mache 1 weiteres Knopfloch wie in Reihe 3 und 4 beschrieben.

Stricke weiter im Rippenmuster (siehe oben), bis du insgesamt 38 Reihen gestrickt hast.
39./40. Reihe: Mache 1 weiteres Knopfloch.
Stricke 2 weitere Reihen im Rippenmuster (siehe oben).
Nächste Reihe: Kette alle Maschen ab (1 rechte Masche, 1 linke Masche im Wechsel).

DER LETZTE SCHLIFF

Drehe die Strickarbeit auf rechts. Befestige die Knopfleiste mithilfe von Stopfnadel und Wollfaden rechts an deinem Becherwärmer.

Wahrscheinlich wird sich die Oberkante jetzt ganz von selbst einrollen und einen „Kragen" bilden. Befestige den Rollkragen auf jeder Seite mit ein paar Stichen.

Nähe nun drei kleine Knöpfe an die linke Seite deines Becherwärmers. Achte darauf, dass sie sich auf Höhe der Löcher in der Knopfleiste befinden. Voilà! Schon ist dein Teebecherwärmer bereit, sich an deinen Becher zu schmiegen und deinen Lieblingstee warmzuhalten.

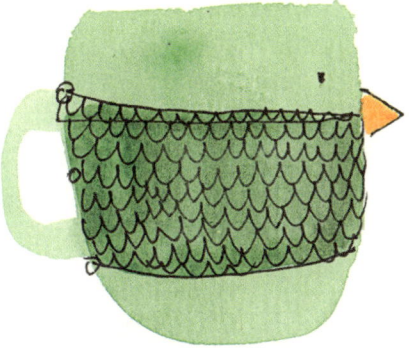

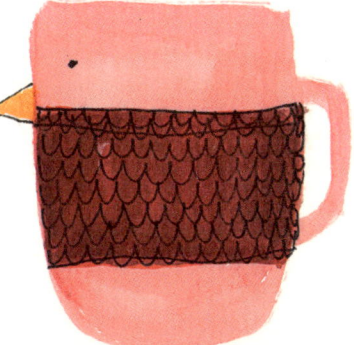

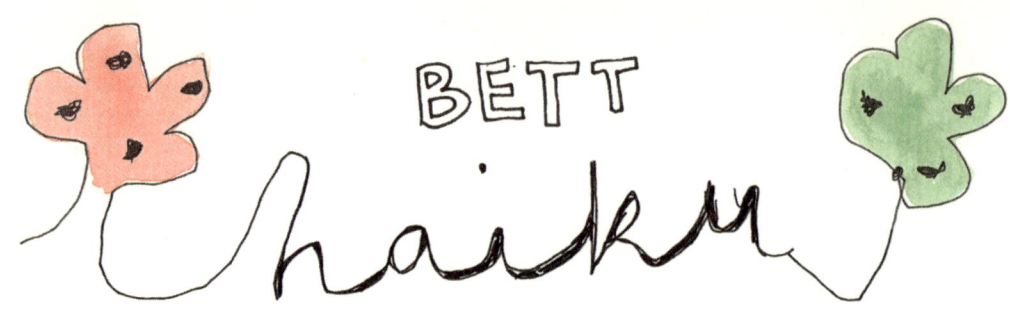

BETT haiku GEDICHTE

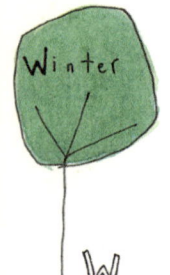

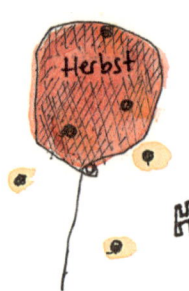

Das Haiku ist eine japanische Gedichtform, die einem genauen Schema folgt, aber inhaltlich unendlich viel Raum für deine Kreativität lässt!

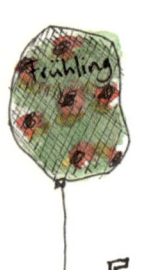

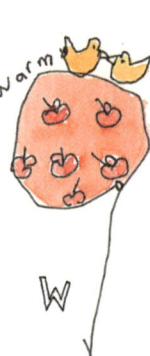

Es ist nicht ganz einfach, Haikus zu beschreiben. In der westlichen Welt werden Lauteinheiten nämlich meist in Silben gemessen, in Japan spricht man dagegen von Moren. Eine Mora ist nicht ganz dasselbe wie eine Silbe, kommt dem aber am nächsten. Wenn man Haikus aus dem Japanischen ins Deutsche übersetzt, verändern sich zudem natürlich auch die Wörter und Lauteinheiten. Traditionell gruppieren sich die Lauteinheiten in den stets dreizeiligen Haikus in fünf, sieben und fünf Moren. Am Beispiel des Haikus *Der alte Weiher* von Matsuo Bashō, einem der bekanntesten japanischen Haiku-Dichter, sieht das so aus:

古池や 蛙飛达む 水の音

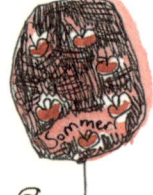

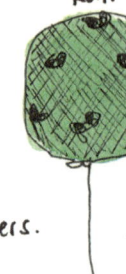

Transkription

fu-ru-i-ke ya (5)
ka-wa-zu to-bi-ko-mu (7)
mi-zu no o-to (5)

Übersetzung

Der alte Weiher:
Ein Frosch springt hinein.
Oh! Das Geräusch des Wassers.

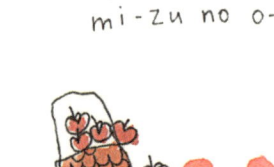

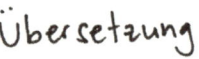

Bashō war Buddhist. Dass er so viele ausdrucksstarke Haikus verfasst hat, ist sicherlich auch auf seinen Glauben zurückzuführen. Seine Gedichte sind erfüllt von dem Bestreben, das Wesentliche des Seins zu erkennen, einzufangen und auf den Punkt zu bringen. Es geht in traditionellen Haikus meist um die Natur und die Jahreszeiten, um den Platz des Menschen in der Welt und das Verstreichen der Zeit.

Im Lauf der Jahrhunderte und durch den Einfluss anderer Länder und Kulturen veränderte sich das Haiku: Seine Gestaltung wurde freier, die formalen Grenzen verwischten. Sein prägnanter Charakter ist aber geblieben, und im Japanischen besteht das Haiku nach wie vor aus insgesamt exakt 17 Moren, die auf drei Zeilen verteilt werden.

Das Haiku eignet sich besonders gut dazu, den Dichter in dir zu wecken. Die Wörter müssen sich nicht reimen und du brauchst dir auch keine komplexen Themen auszudenken. Betrachte die äußere Form als Orientierung, nicht als strenge Vorgabe! Das Haiku-Dichten ist eine tolle Möglichkeit, in den scheinbar banalen Dingen, die du siehst und fühlst, das Wunderbare und Einzigartige zu entdecken. Denn die schönsten Haikus sind die, die einen Moment unverfälscht einfangen. Versuche, die Welt mit offenen Augen zu sehen und als Geschenk anzunehmen – das wird deinen Alltag bereichern.

Im Baum auf der nächsten Seite hängen ein paar Anregungen – sie wollen dich dazu einladen, selbst nach Stift und Papier zu greifen. Wer weiß, vielleicht verbirgt sich ein unentdecktes Talent in deinen Kissen?

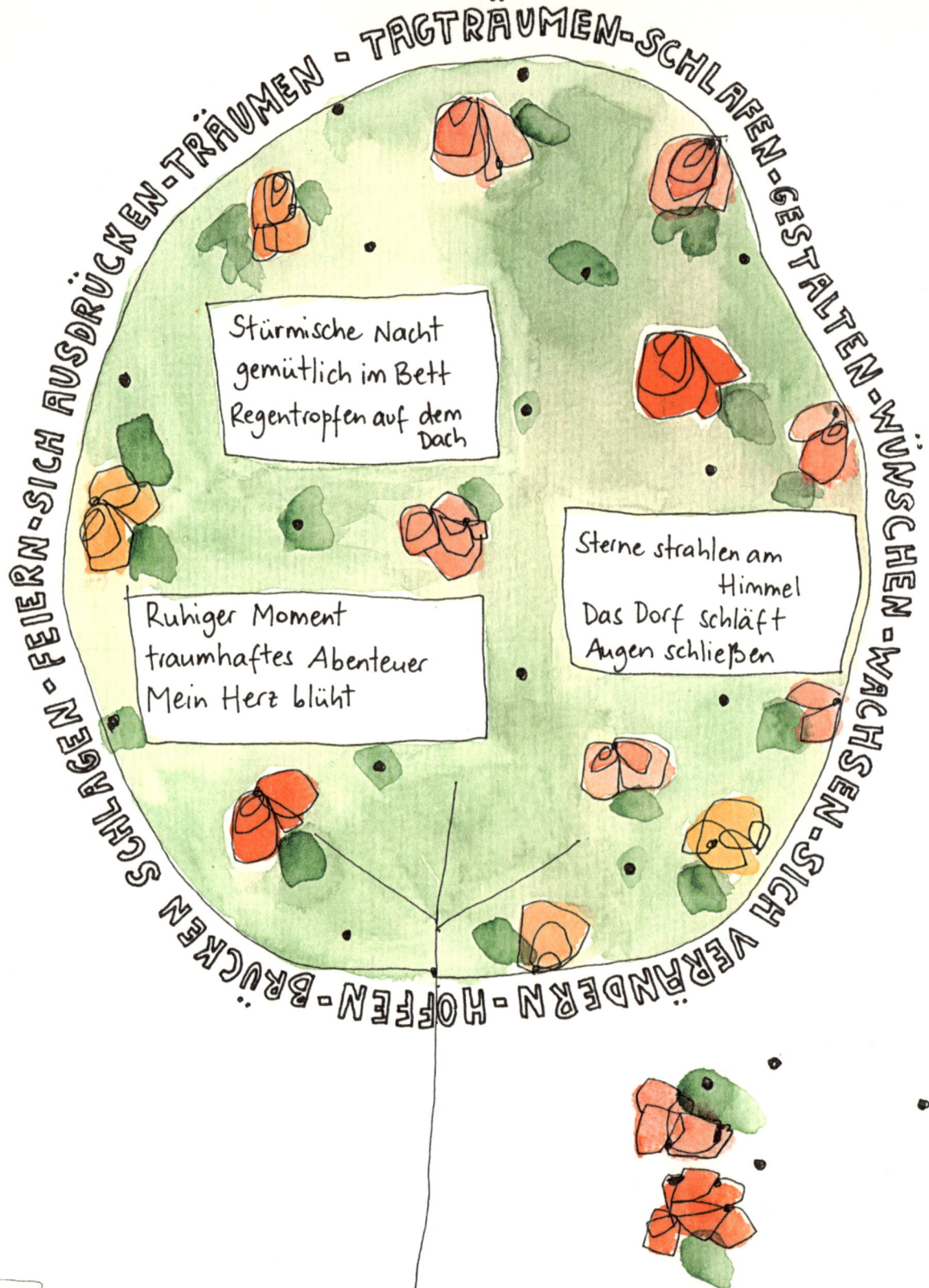

Die Kunst des Tagebuchschreibens

Am Tagebuchschreiben kannst du dein ganzes Leben lang Freude haben. Verbringe ein paar Minuten deines Tages damit, das Erlebte, deine Gedanken und Gefühle festzuhalten. So machst du jeden Tag zu einem besonderen!

Tage, an denen du dich mies fühlst, Tage, an denen es dir so vorkommt, als wäre nichts passiert, was der Rede wert ist – gerade an diesen Tagen solltest du zu deinem Tagebuch greifen! Fast allem, was uns begegnet, wohnt ein Zauber, ein Geheimnis oder eine versteckte Bedeutung inne. Konfuzius sagt: „Schönheit ist in allem, aber nicht jeder kann sie sehen." Er fordert uns dazu auf, mit offenen Augen durch das Leben zu gehen und uns bewusst dafür zu entscheiden, die Schönheit im Kleinen wie im Großen zu entdecken. Anstatt das Schöne als selbstverständlich anzusehen, sollten wir lernen, es mit offenen Armen in Empfang zu nehmen und dankbar dafür zu sein.

Schau dir die Dinge in deiner Umgebung genauer an, zum Beispiel so etwas Einfaches wie deine Teetasse. Jede Tasse sieht anders aus und fühlt sich anders an. Hat deine vielleicht einen kleinen Sprung? Oder Teeflecke? Wie liegt sie in der Hand? Jetzt nimm dir einen Stift, schließ die Augen und zeichne sie. Es ist unwichtig, ob deine Zeichnung aussieht wie eine Tasse oder nicht. Je seltsamer, desto besser. Mal sie in den Farben an, die deiner Stimmung entsprechen. Schreib ein paar Worte neben deine Tasse … Schon hast du einen tollen Anfang gemacht.

Male alles, was du siehst: Gegenstände in deinem Schlafzimmer, die Form der Fenster, dein dösendes Haustier am Fußende des Bettes … Wenn du während des Zeichnens die Augen schließt, wirst du bald ein Gefühl für diese Dinge entwickeln. Außerdem nimmst du dir damit den Druck, dass das Ergebnis perfekt sein muss. Schenke der Welt, die dich umgibt, für eine Weile deine volle Aufmerksamkeit. Achte auch auf Geräusche: Worte, mitgehörte Unterhaltungen, das Piepsen von Maschinen, den Rhythmus von laufenden Füßen … Mach dir die Schönheit dieser kleinen Dinge bewusst und lerne, sie zu schätzen!

Auch deine Träume sind in deinem Tagebuch gut aufgehoben. Sie aufzuschreiben hilft dir, dich an sie zu erinnern. Je mehr Aufmerksamkeit du deinen Träumen schenkst, desto besser wirst du verstehen, was dein Unterbewusstsein dir mitteilen möchte. Diese Traumbotschaften können wertvolle Wegweiser für dein Leben sein. Sammle Eintrittskarten, Briefschnipsel, Postkarten, kleine Stücke Stoff, Knöpfe und Fotos – greifbare Dinge bergen ihre eigenen Erinnerungen und helfen dabei, deinen Aufzeichnungen ein Gesicht und deinem Leben Struktur zu geben.

AM BESTEN SUCHST DU dir ein Tagebuch aus, dessen Seiten dich zum Schreiben einladen, und auch einen besonderen Stift, mit dem es Spaß macht zu schreiben und zu zeichnen. So wird das Tagebuchschreiben zu etwas rundum Schönem. Wie wäre es mit einem in Leder gebundenen Exemplar mit Bändern zum Verschließen? Oder mit einem selbst gemachten Heft, dessen Seiten von einer Schnur zusammengehalten werden? Ob Füller, angekauter Bleistift oder goldener Glitzerstift – das Wichtigste ist, dass du dich wohlfühlst und sofort loslegen kannst. Dein Tagebuch kann so unsortiert oder ordentlich geführt sein, wie du willst. Lass es zu einem Spiegel deiner selbst werden. Es wird dich weder bewerten noch dir erzählen, dass das, was du denkst, albern oder echt seltsam ist …

MACH DAS TAGEBUCHSCHREIBEN zu einem besonderen Bestandteil deines Tages. Es macht den Kopf frei und gibt dir die Möglichkeit, darüber nachzudenken, wer du bist und was für ein Leben du lebst – das hat etwas Meditatives. Versuche, dir diese Zeit so angenehm wie möglich zu machen. Wenn dir negative Gedanken in die Quere kommen, dann schau sie dir genau an und setz dich damit auseinander.
Manchmal ist die Welt um uns herum so hektisch, dass wir nicht die Zeit dafür haben, die Dinge in Ruhe zu durchdenken. Wer Tagebuch schreibt, fordert aber genau das ein. Vielleicht machst du die ersten fünf Minuten des Tages, in denen du noch gemütlich im Bett eingekuschelt bist, zu deiner Schreibzeit, hältst deine Träume fest oder formulierst einen Wunsch für den Tag? So schaffst du einen Übergang zwischen Wachen und Träumen, einen Moment, um dich zu sammeln. Oder du schreibst, bevor du abends das Licht löschst – das gibt dir Gelegenheit, zur Ruhe zu kommen und über den Tag nachzudenken. So oder so: Dein Tagebuch soll dich daran erinnern, dass jeder Tag kostbar ist.

„Jeden Morgen werden wir neu geboren. Was wir heute tun, ist das, was zählt."
Buddha

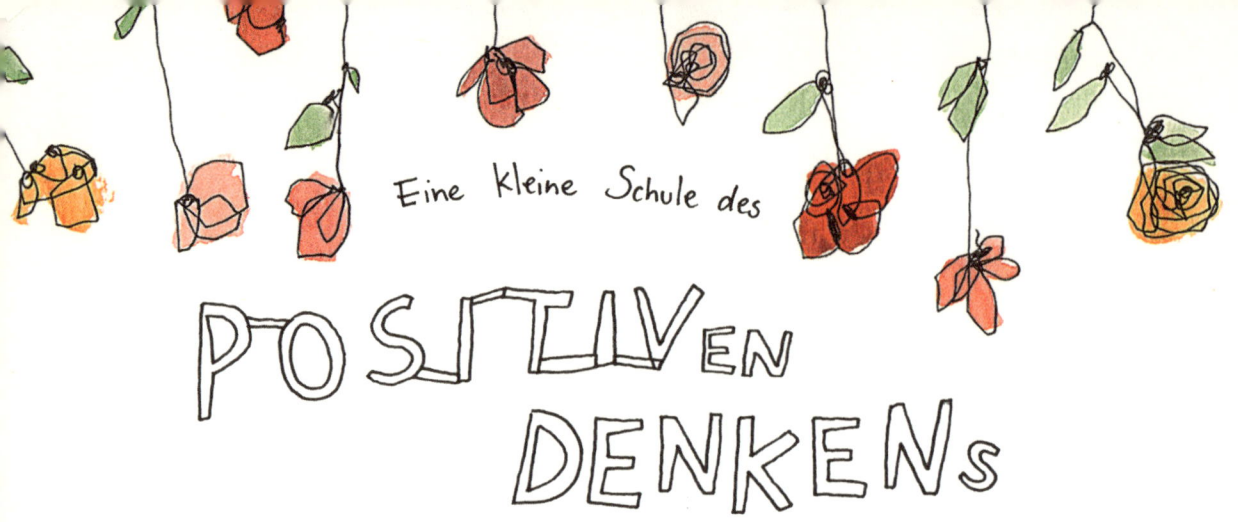

Eine kleine Schule des POSITIVEN DENKENS

AUF DER ACHTERBAHN DES LEBENS GIBT ES VIELE WUNDERVOLLE HOCHS: LIEBE, PHASEN VOLLER KREATIVITÄT UND SCHAFFENSKRAFT, DAS GEFÜHL EINER TIEFEN VERBUNDENHEIT MIT ANDEREN MENSCHEN. WIR LÄCHELN, WIR LACHEN, WIR FÜHLEN UNS STARK UND HABEN ALLES IM GRIFF.

Wir könnten diese Momente nicht erkennen und schätzen, wenn wir nicht auch Gefühle wie Traurigkeit und Schmerz kennen würden. Auch sie gehören zum Leben. Vielleicht liegst du trübselig im Bett, fühlst dich nicht gut, bist erschöpft und antriebslos. Manchmal fällt es uns an diesen dunkleren Tagen schwer, die liebevollen, positiven Gefühle wachzukitzeln, die uns trösten und aufmuntern könnten. Damit sind wir nicht allein. In solchen Zeiten hilft es, sich bewusst zu machen, dass wir das Leben mit vielen anderen Menschen teilen. Und dass diese Menschen ihre ganz persönlichen Sorgen haben und ebenso wie wir Höhen und Tiefen durchleben. Du wirst sehen: Plötzlich werden dir deine eigenen Sorgen in einem anderen Licht erscheinen und dir wird wieder leichter ums Herz sein.

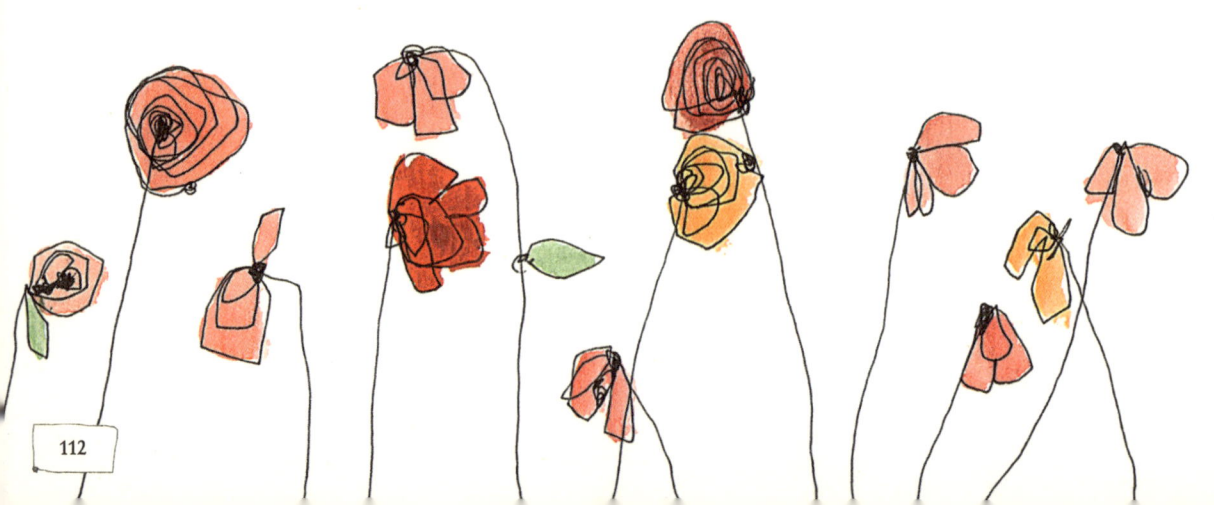

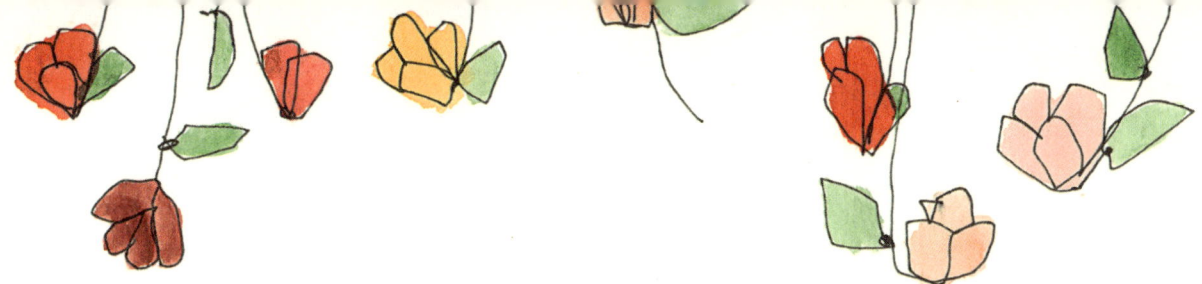

Manchmal tut es einfach nur gut, zu hören, dass man ganz in Ordnung ist. Wenn du ein paar Streicheleinheiten für die Seele brauchst, wende dich an deine Freunde und Familie. Du wirst dich durch ihre Bestätigung rasch wieder angenommen und stark fühlen. Die allerwichtigste Person, auf die du hören solltest, bist allerdings du selbst: So wirst du das volle Potenzial deines Geistes und deine innere Stärke erfahren. Vertraue auf deine Fähigkeiten! Du bist bestens dazu in der Lage, dein Leben zu meistern. Aufmerksam und ehrlich den eigenen Gefühlen gegenüber zu sein, sind wunderbare Voraussetzungen dafür.

Es ist nicht immer einfach, sich einzugestehen, dass man eine Pause braucht, und sich eine kleine Auszeit zu gönnen – dafür sind wir oft viel zu beschäftigt und unsere Lebensumstände zu hektisch. Rund um die Uhr werden wir mit Bildern bombardiert und von allen möglichen Geräuschen dauerbeschallt. Unsere Ruhephasen werden ständig durch Fernseher, Computer, Autos, Smartphones und Uhren gestört. Das kann sehr stressig sein. Es ist okay, sich einfach ins Bett zu verkrümeln und sich über die kuscheligen Kissen, ein gutes Buch oder eine heiße Tasse Tee zu freuen. Manchmal ist das sogar absolut notwendig! Erlaube dir, müde zu sein, und genieße die heilsamen Schlaf- und Ruhezeiten in vollen Zügen! Es ist wichtig, auf die Signale deines Körpers zu achten: Du hast schließlich nur diesen einen, er verdient deine volle Liebe und Zuwendung.

Die „Wohlfühlkärtchen von A bis Z" auf den folgenden Seiten sind für dich. Du kannst sie nach Belieben ergänzen. Schau sie dir an, wenn du eine kleine Erinnerung daran brauchst, dass du für die Achterbahnfahrt des Lebens bestens gerüstet bist. Du bist stark, du bist geduldig, du bist okay so, wie du bist! Die Karten helfen dir, dich auf die positiven Seiten des Lebens zu konzentrieren. Du wirst sehen: Diese innere Haltung bringt wie von selbst Gutes in deinen Alltag.

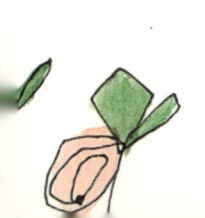
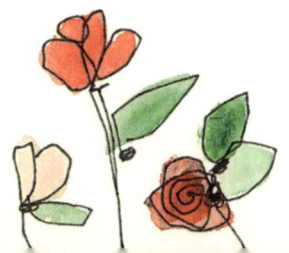
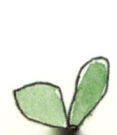
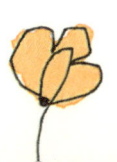
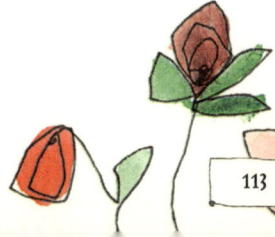

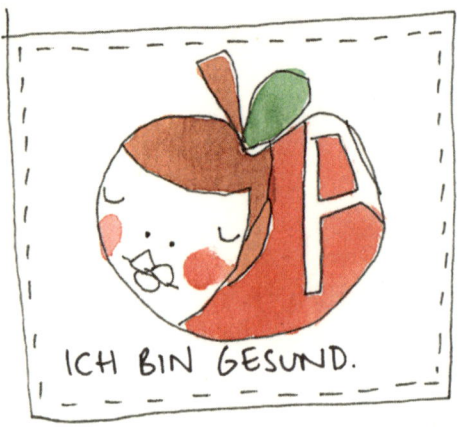
ICH BIN GESUND.

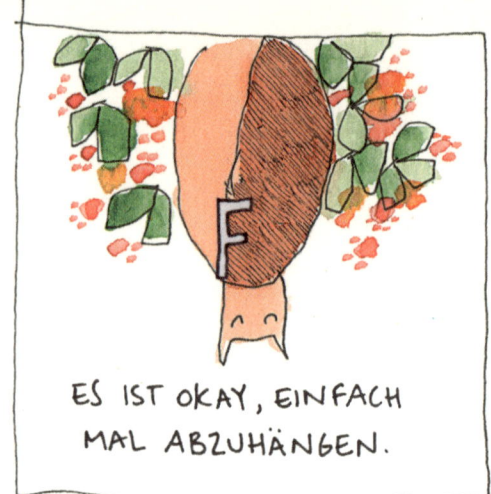
ES IST OKAY, EINFACH MAL ABZUHÄNGEN.

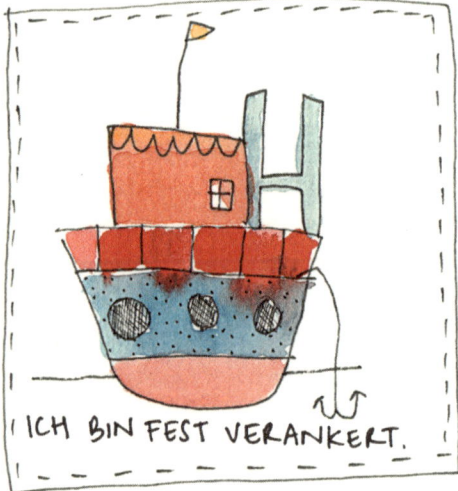
ICH BIN FEST VERANKERT.

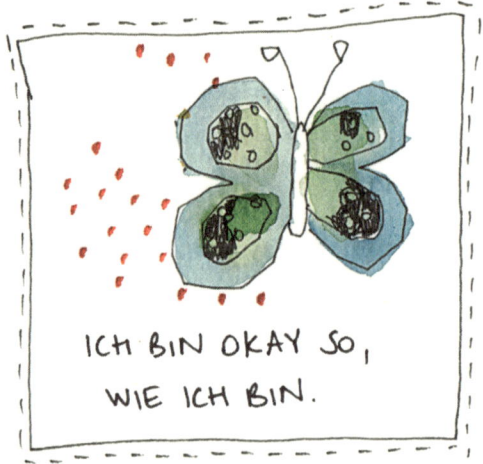
ICH BIN OKAY SO, WIE ICH BIN.

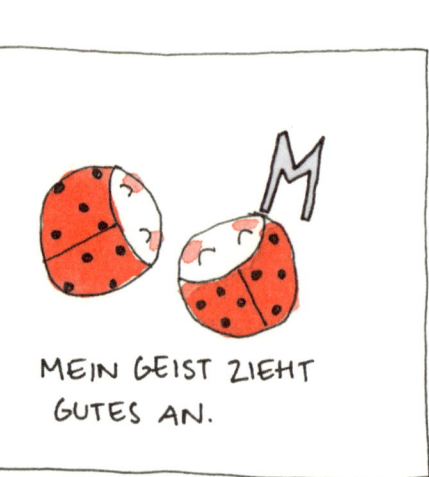
MEIN GEIST ZIEHT GUTES AN.

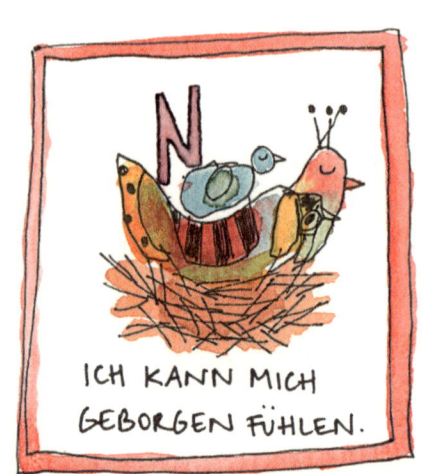
ICH KANN MICH GEBORGEN FÜHLEN.

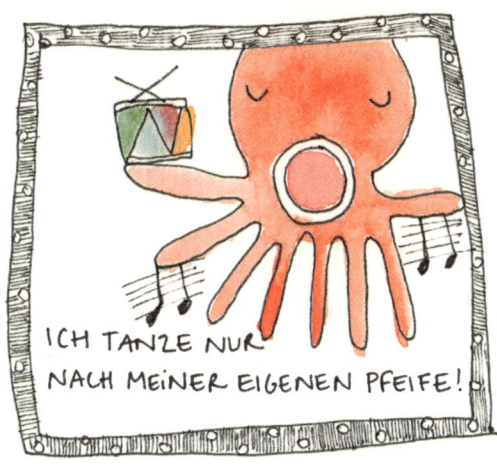
ICH TANZE NUR NACH MEINER EIGENEN PFEIFE!

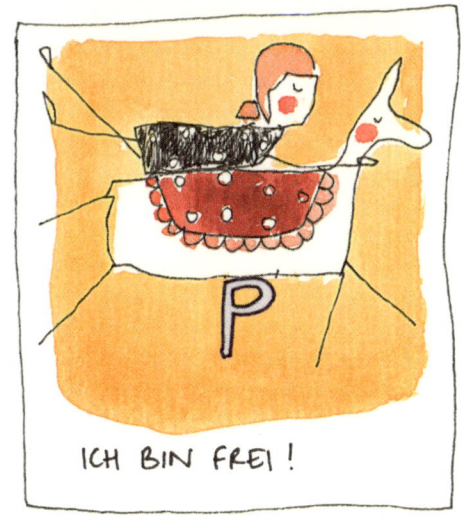
ICH BIN FREI!

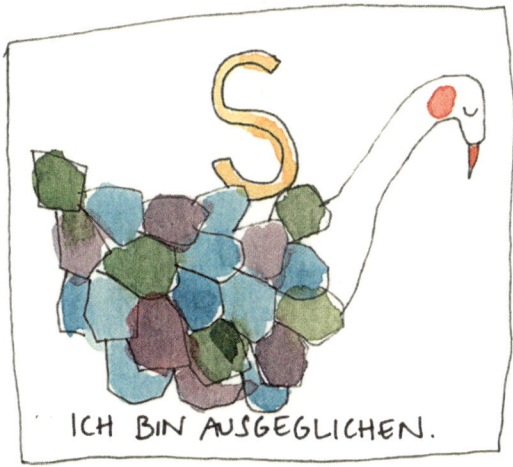
ICH BIN AUSGEGLICHEN.

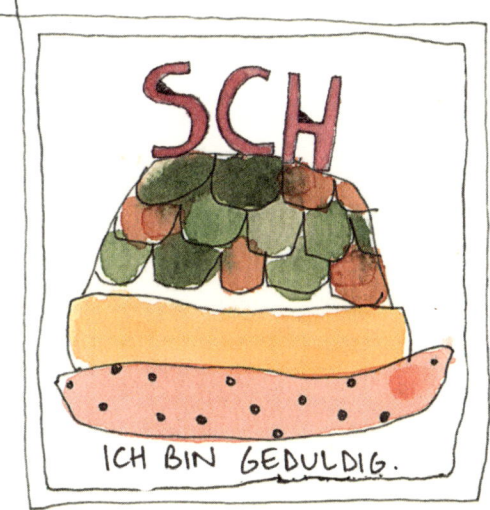
ICH BIN GEDULDIG.

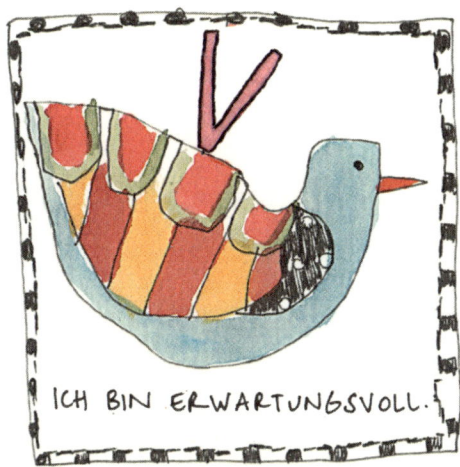
ICH BIN ERWARTUNGSVOLL.

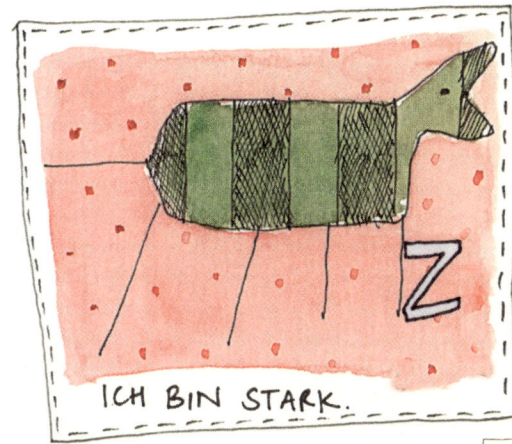
ICH BIN STARK.

Kleine Meditationen
DIE STILLEN MOMENTE DES LEBENS GENIESSEN

ZUR RUHE KOMMEN – LEICHT GEMACHT.

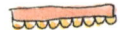

Mit Meditation verbinden viele Menschen körperliche und geistige „Verrenkungen": langes Stillsitzen, Yogaübungen, eine asketische Lebensweise ... Aber es gibt noch zahlreiche andere Wege, um die Seele zur Ruhe zu bringen, die sich ganz einfach in deinen Tagesablauf integrieren lassen. Zünde eine Kerze an und nimm dir ein wenig Zeit, um die Flamme zu betrachten, oder konzentriere dich darauf, wie es sich anfühlt, wenn dein Atem durch Mund und Nase ein- und ausströmt. Das sind wunderbare Übungen für den Anfang. Es kann auch schon eine Meditation sein, am Ende des Tages in Ruhe eine Tasse Tee zu trinken und sich einen Moment des Innehaltens zu gönnen: die eigenen Gedanken sammeln, über Erlebtes nachdenken, über das Meer, zu den Bergen oder in den Sternenhimmel blicken ... Diese stillen Momente sorgen in unserem trubeligen Leben für den nötigen Ausgleich. Sie geben uns Halt und vergegenwärtigen uns, was im Leben wirklich zählt.

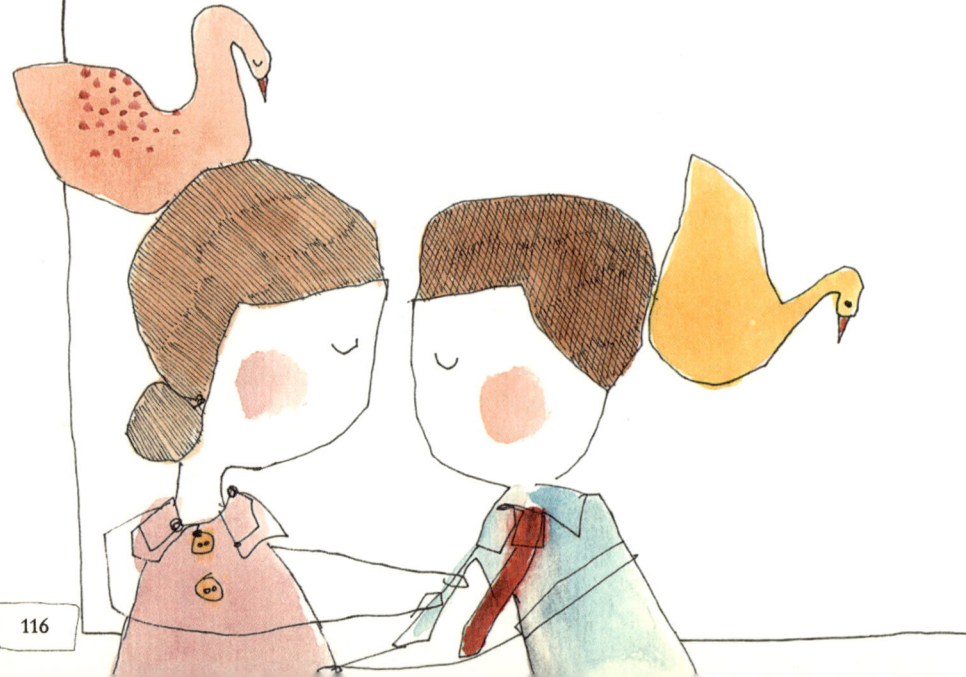

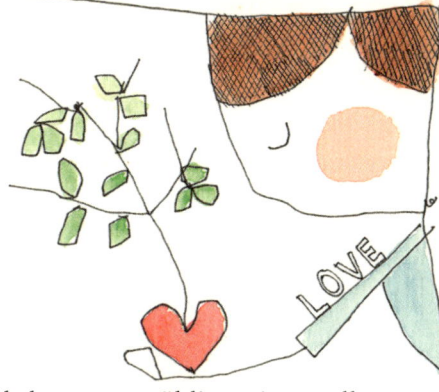

Tag für Tag geschehen um dich herum unzählige Dinge. All das, was du täglich um dich hast – der Film, in dem du die Hauptrolle spielst –, hat Einfluss auf dein Gefühlsleben: bestimmte Eindrücke, die Gesichter von Freunden und Familienmitgliedern, sogar Farben. Du kannst dich bewusst darum bemühen, dein Leben mit schönen Bildern, warmen Farben und freundlichen Gesichtern zu bereichern. Und du kannst dich dafür entscheiden, das Schöne und Gute in deinem Alltag zu sehen, auch, wenn er dir mal nicht ganz so rosig vorkommt.

Lerne, dich an kleinen Dingen zu freuen. Nimm dir Zeit und schaff dir ein aufmunterndes Umfeld. Wähle Farben und Materialien aus, die dir guttun. Such dir eine Lieblingstasse aus, bring frische Blumen mit, mach dein Bett und nimm dir Zeit, den Tisch schön zu decken. Schenk allem, was du tust, deine volle Aufmerksamkeit, dann wirst du dich bald so ruhig und ausgeglichen fühlen, wie du es dir wünschst. Wenn du mit offenen Augen durchs Leben gehst, wirst du feststellen, dass alles, was du tust, zu einer meditativen Erfahrung werden kann.

Die Bilder auf den nächsten Seiten wollen dich dazu einladen, dich in ihren Anblick zu versenken. Sie fördern das positive Denken und wollen dich ermutigen, einen Moment der Stille mit dir allein zu verbringen. Dein Alltag kann ermüdend und eintönig oder erfüllend und vielfältig sein – du hast die Wahl! Dein Leben ist, was du daraus machst.

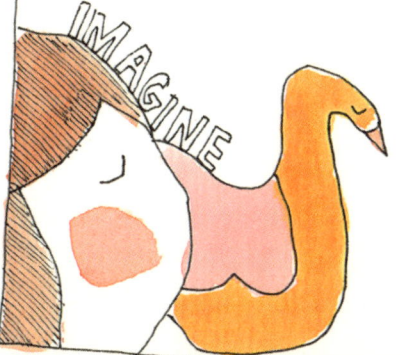

Lebe das Leben deiner Träume.

Und heute?

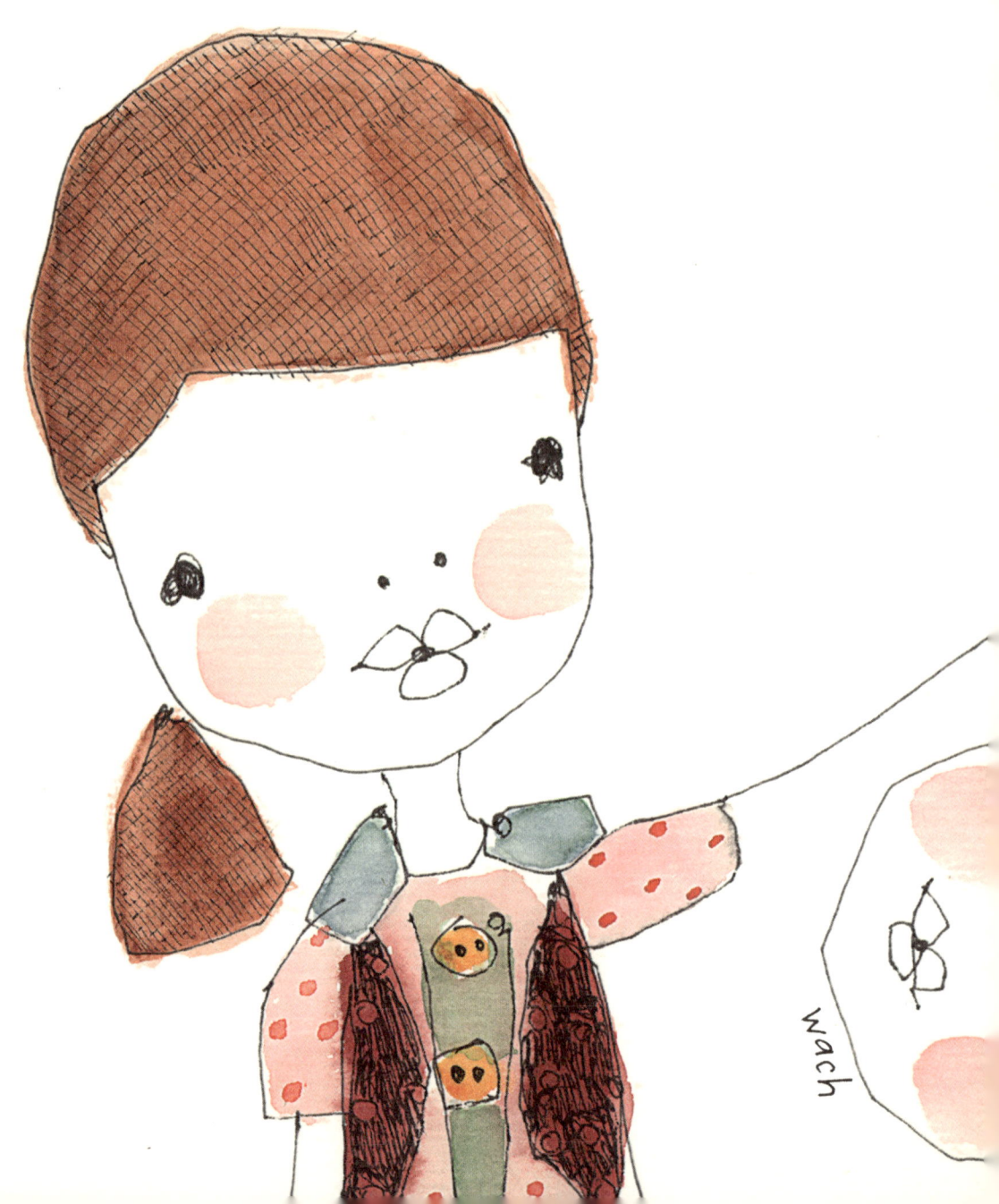

wach

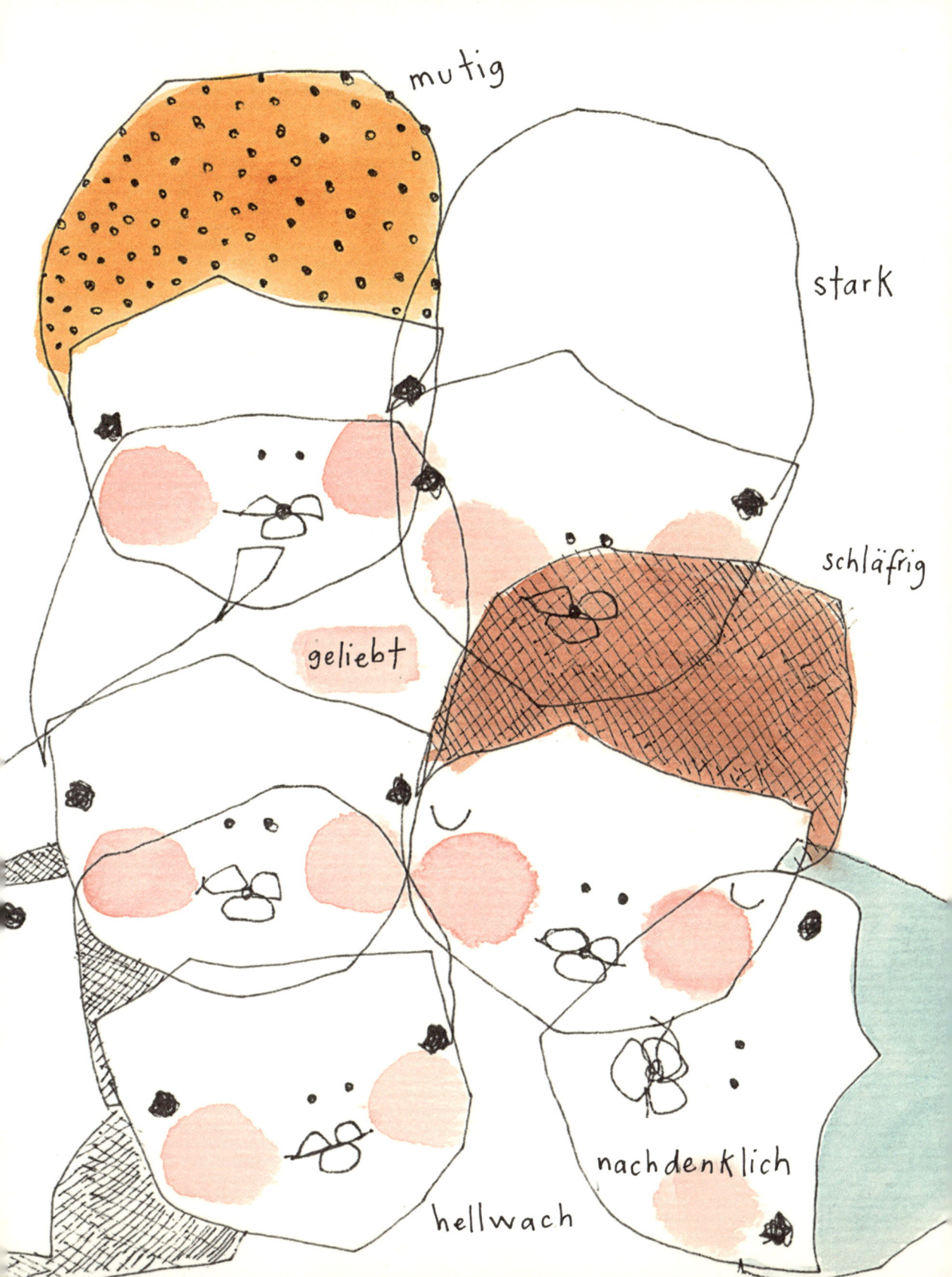

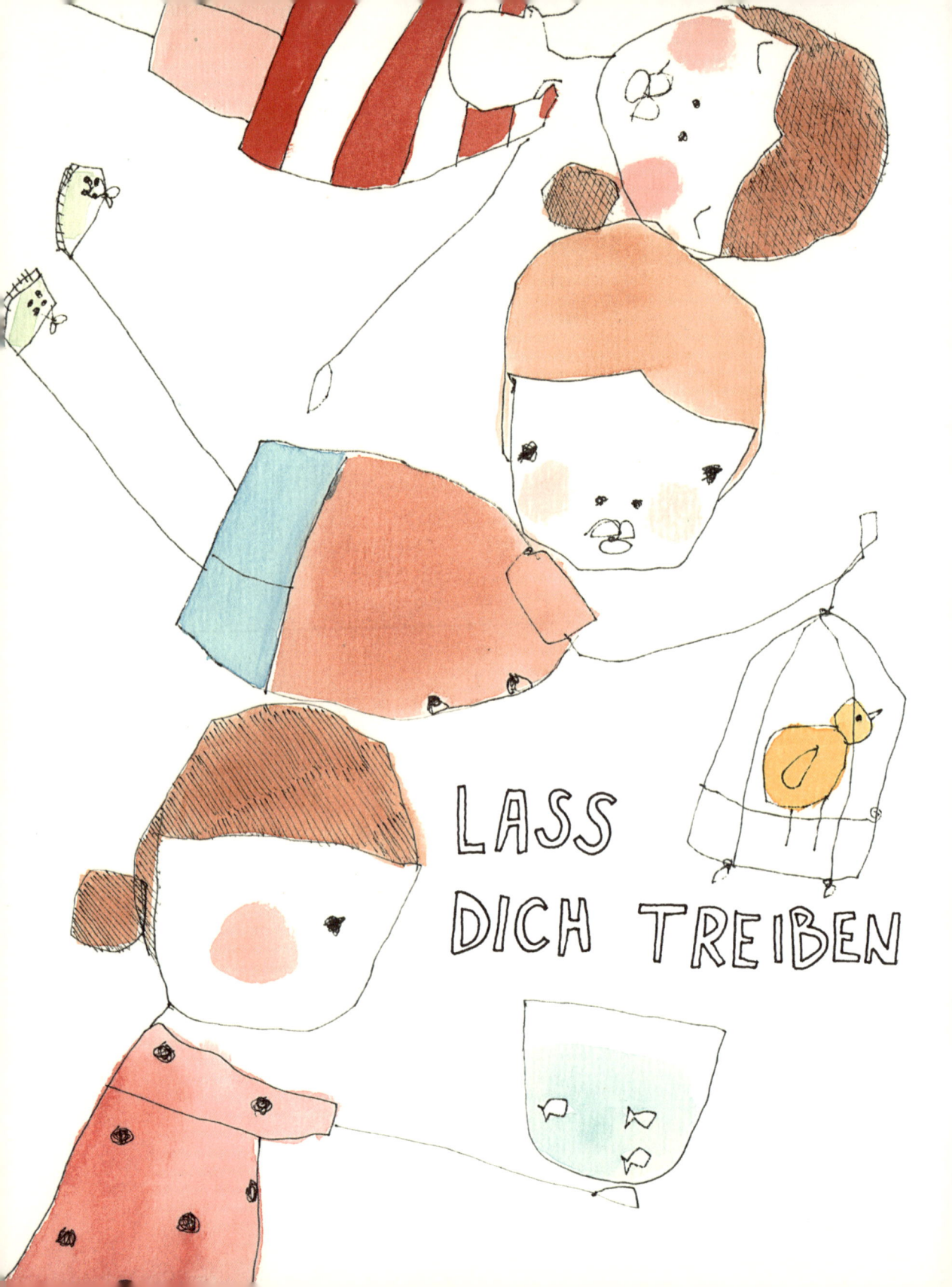

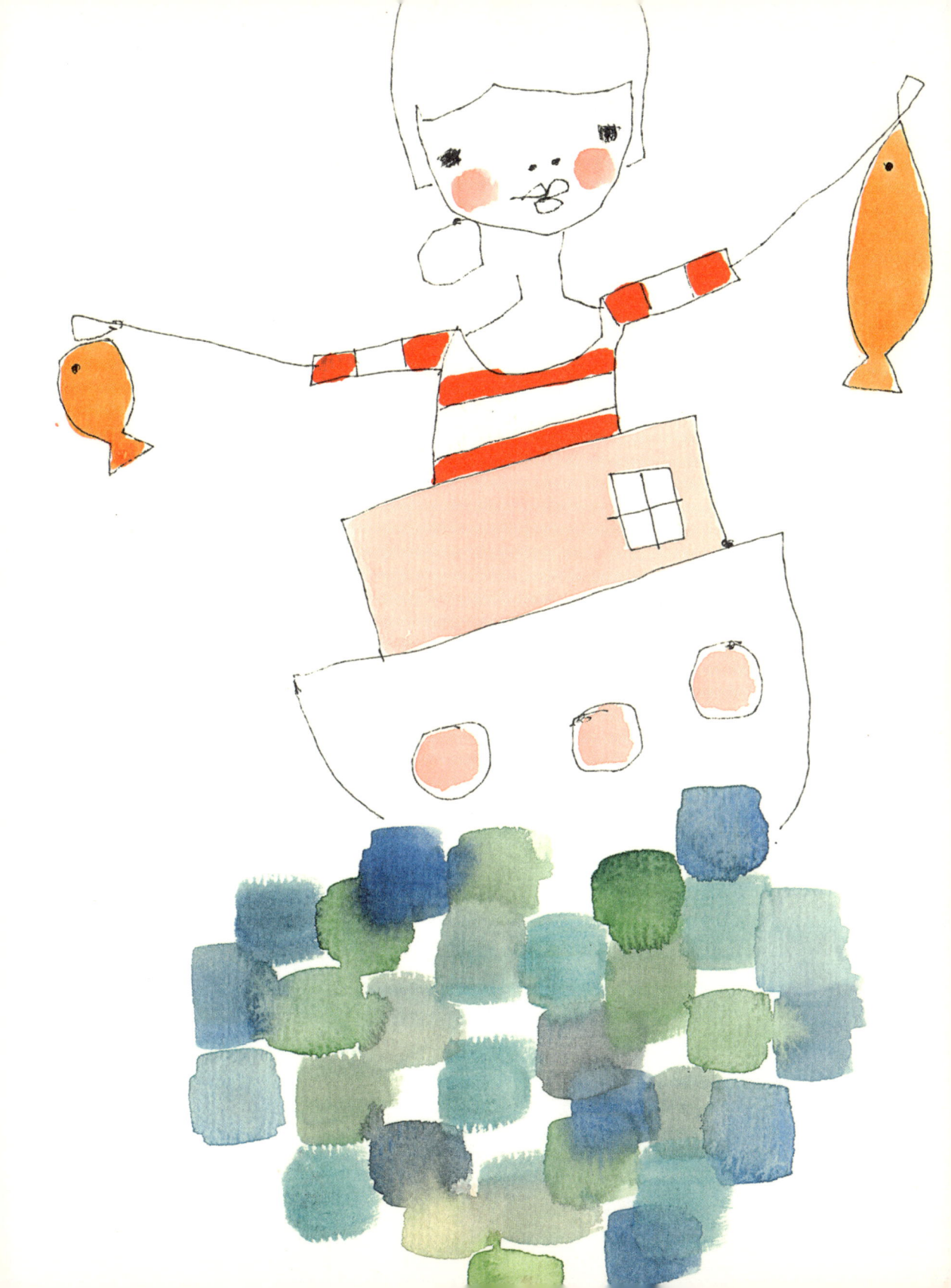

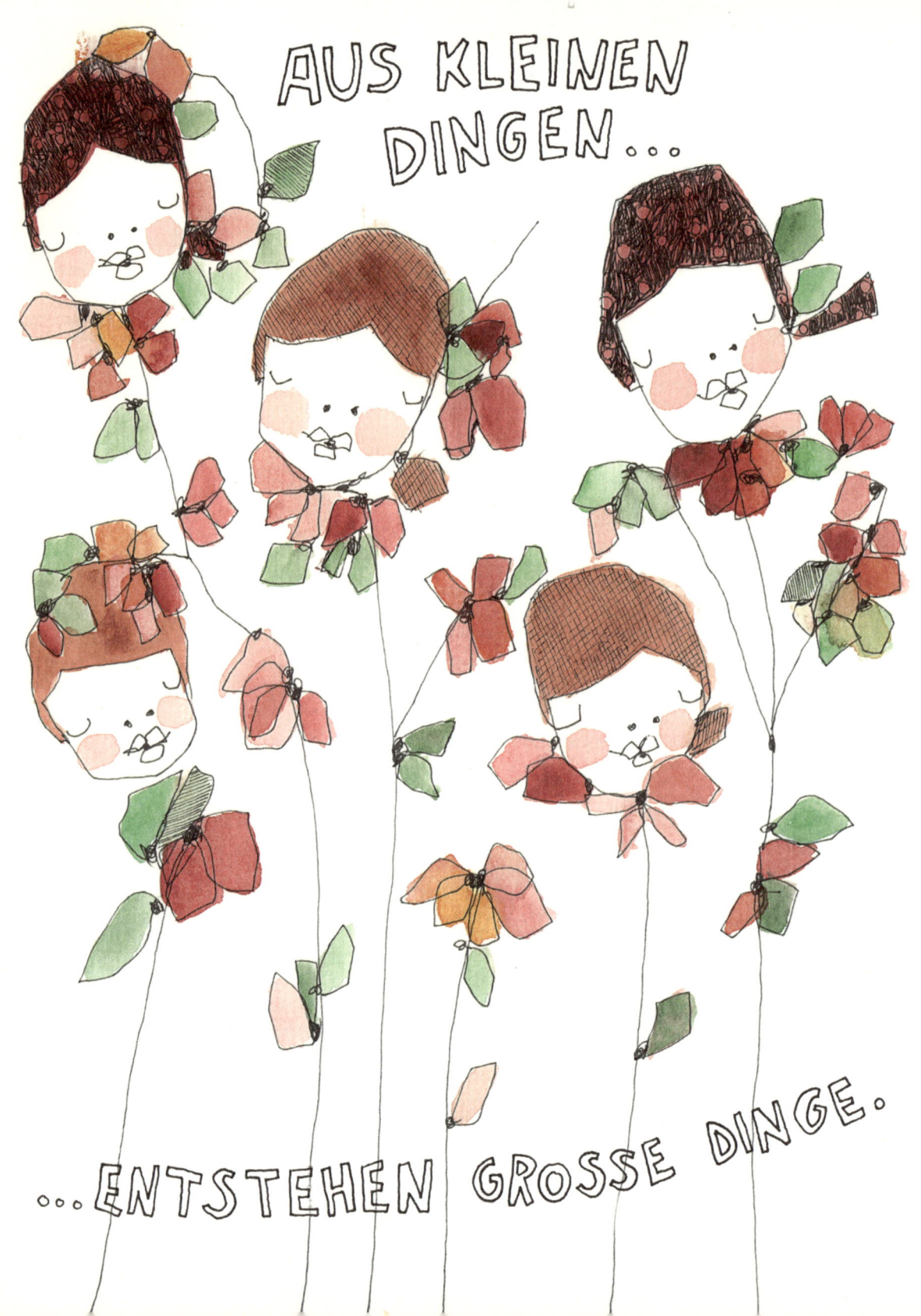

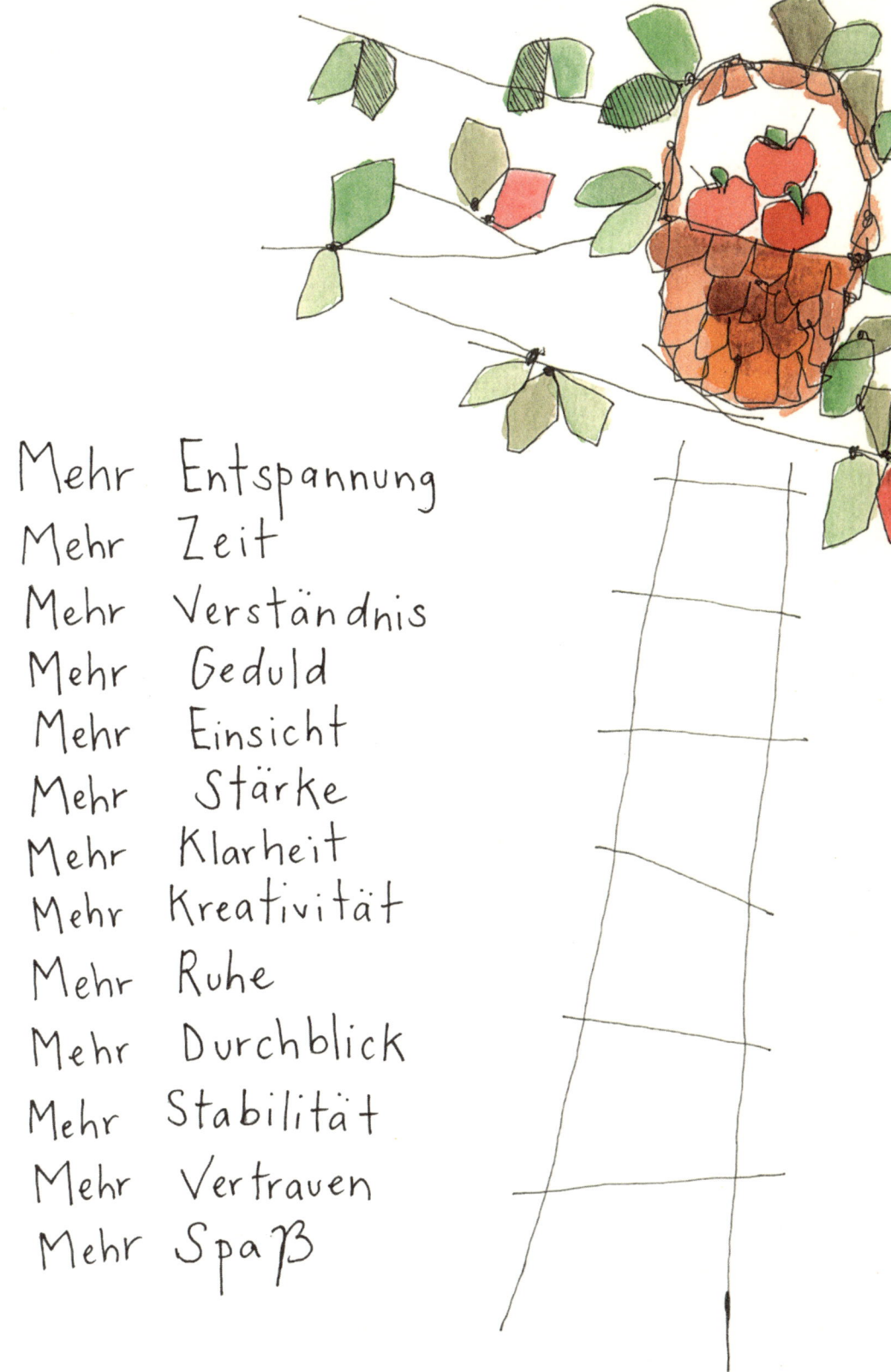

Mehr Entspannung
Mehr Zeit
Mehr Verständnis
Mehr Geduld
Mehr Einsicht
Mehr Stärke
Mehr Klarheit
Mehr Kreativität
Mehr Ruhe
Mehr Durchblick
Mehr Stabilität
Mehr Vertrauen
Mehr Spaß

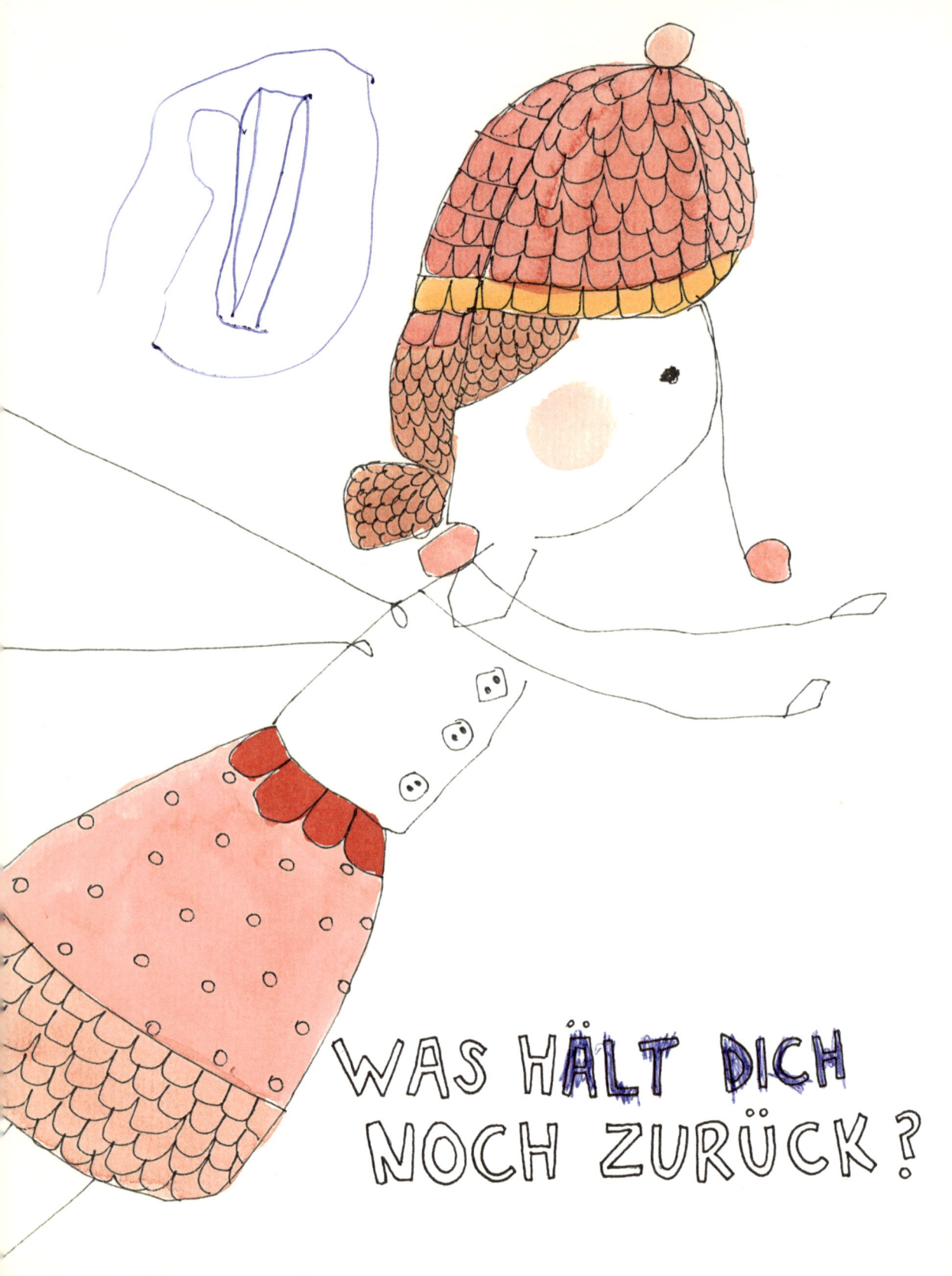

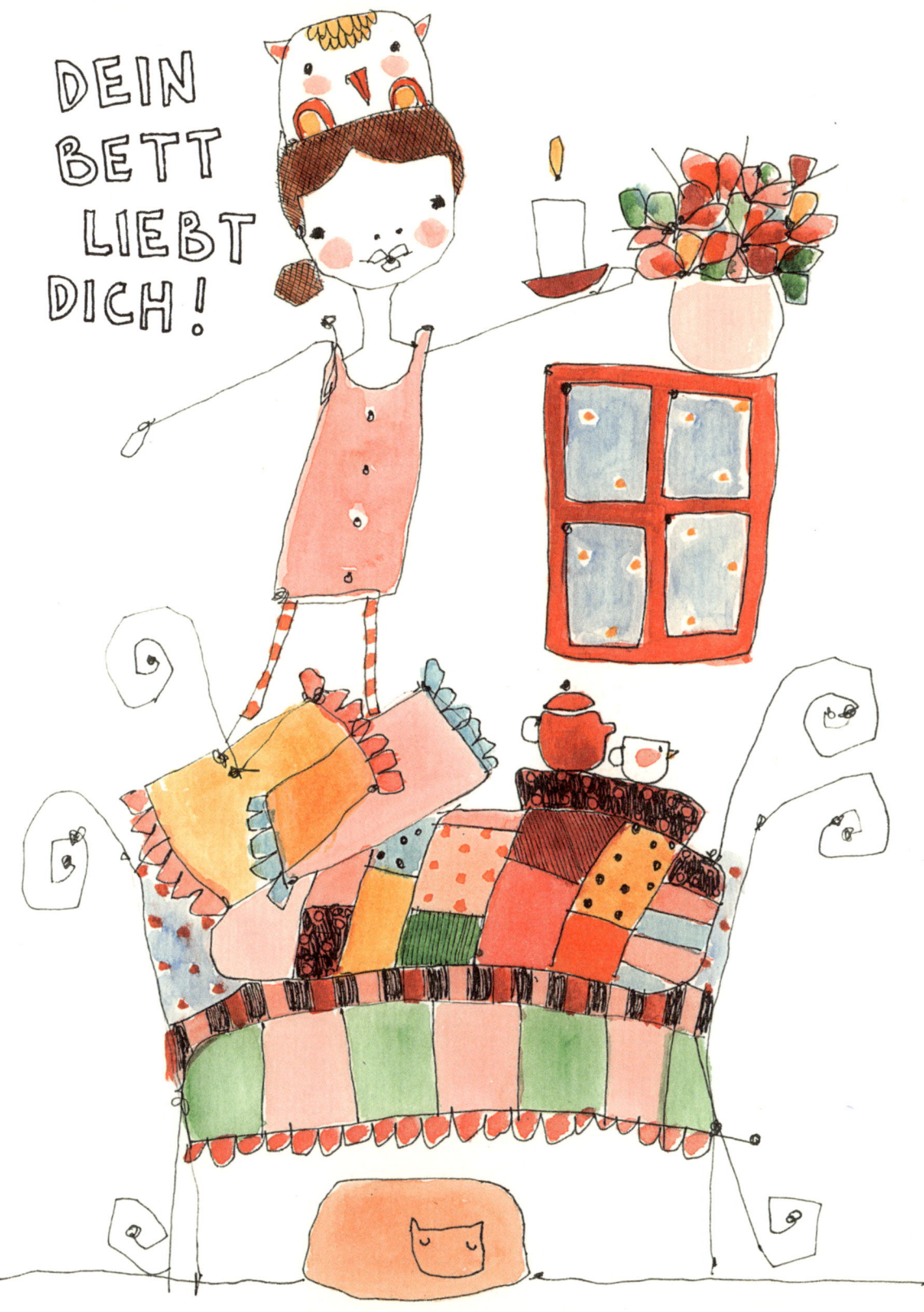

IcH MACHE MICH
AUF DIE REISE
UND WEISS:
ICH WERDE
GELIEBT,
ICH BIN
STARK
UND
HABE
VIEL
ZU
GEBEN.

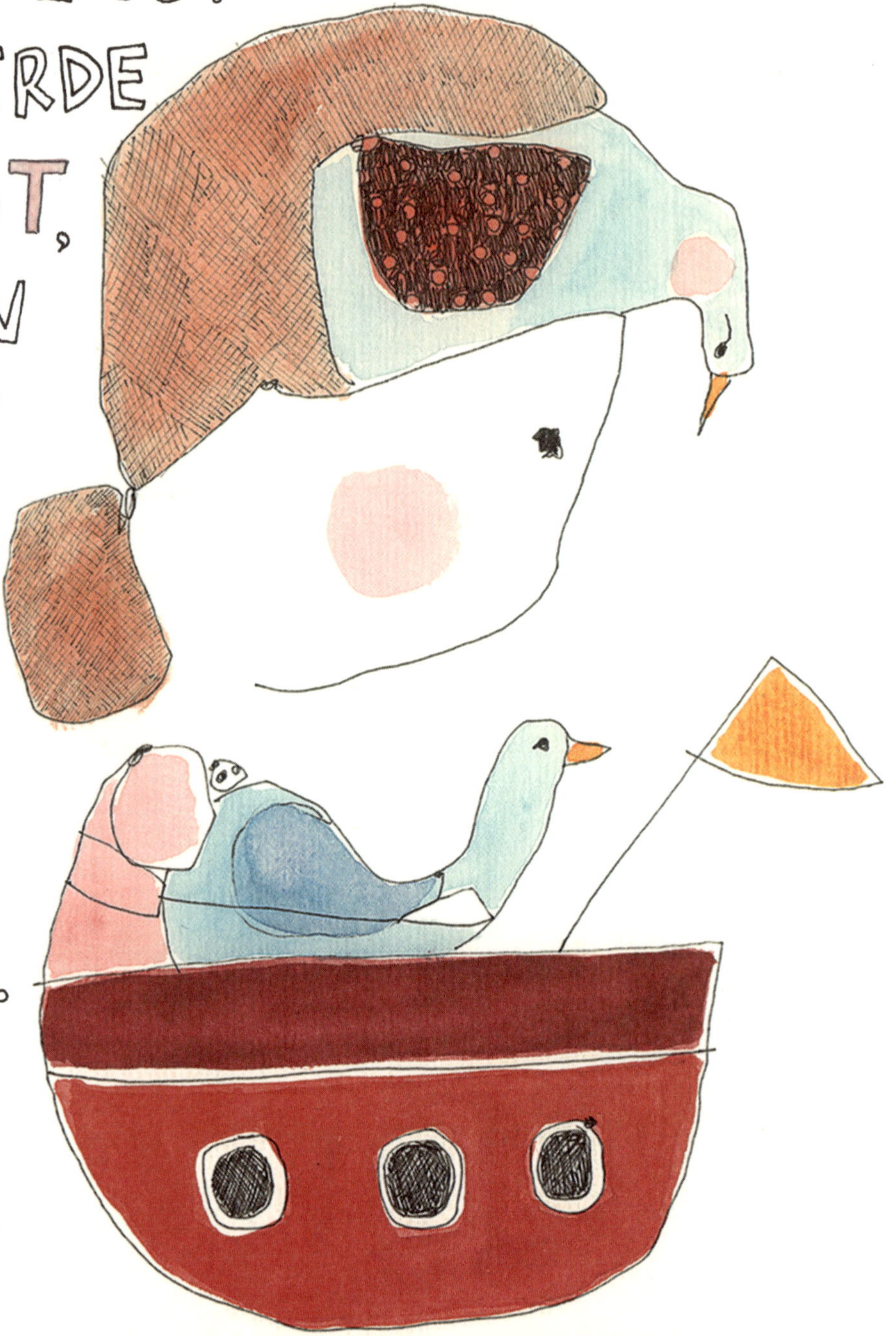

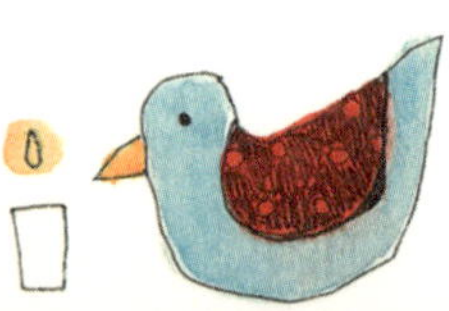

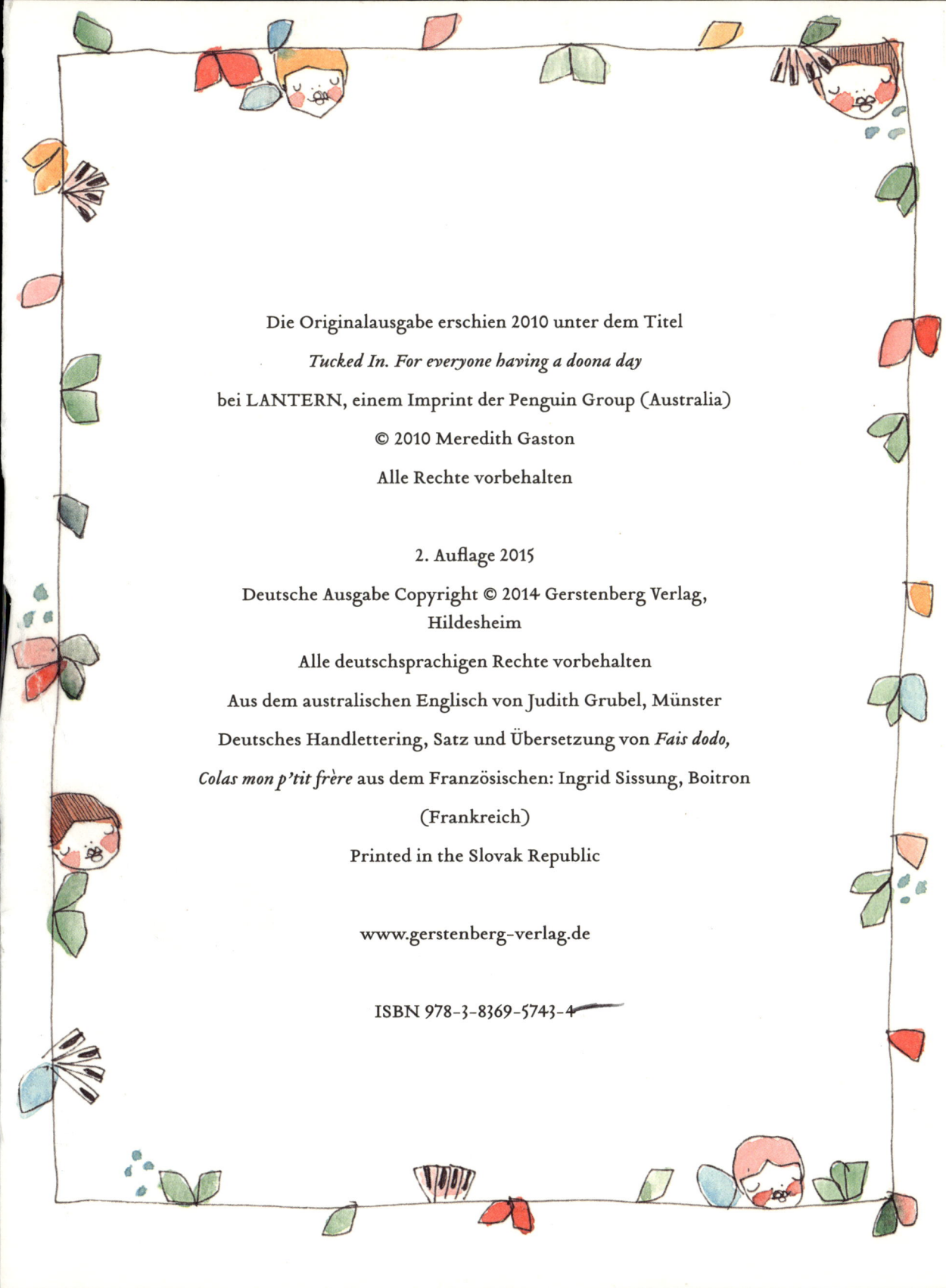

Die Originalausgabe erschien 2010 unter dem Titel
Tucked In. For everyone having a doona day
bei LANTERN, einem Imprint der Penguin Group (Australia)
© 2010 Meredith Gaston
Alle Rechte vorbehalten

2. Auflage 2015
Deutsche Ausgabe Copyright © 2014 Gerstenberg Verlag,
Hildesheim
Alle deutschsprachigen Rechte vorbehalten
Aus dem australischen Englisch von Judith Grubel, Münster
Deutsches Handlettering, Satz und Übersetzung von *Fais dodo,
Colas mon p'tit frère* aus dem Französischen: Ingrid Sissung, Boitron
(Frankreich)
Printed in the Slovak Republic

www.gerstenberg-verlag.de

ISBN 978-3-8369-5743-4

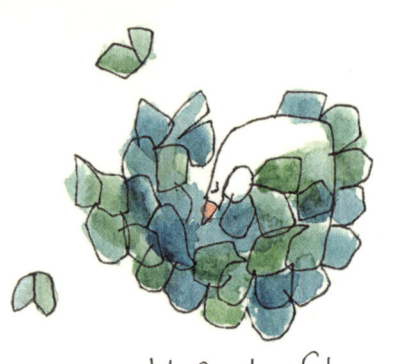
schlafender Schwan

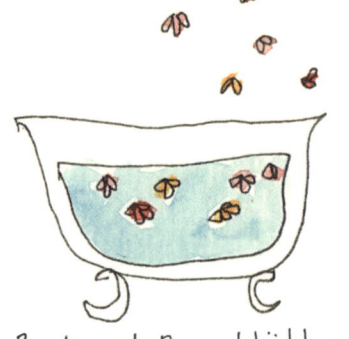
Bad mit Rosenblättern

handgestrickter Teetassenwärmer
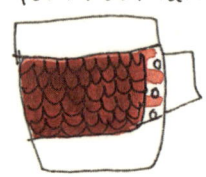

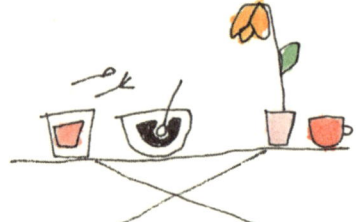
Betttablett

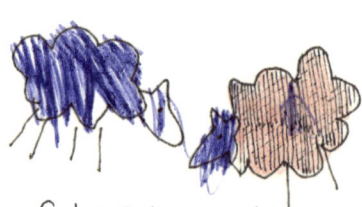
Schäfchen zählen

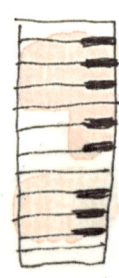
Schlaflieder

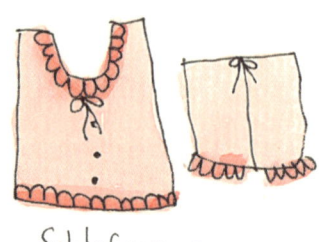
Schlafanzug

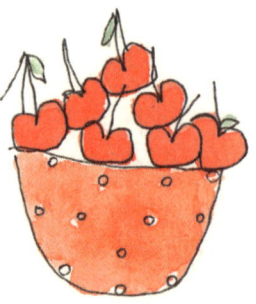
Mitternachtssnack

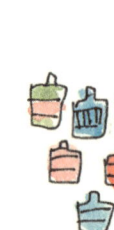
ätherische Öle

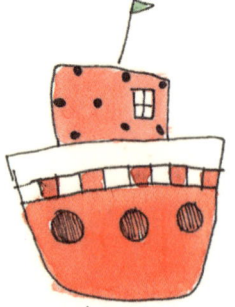
Träume vom Meer

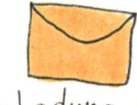
Einladung zur Pyjamaparty

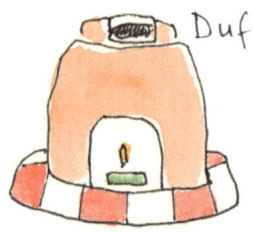
Duftlampe

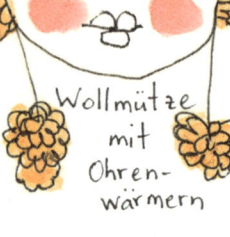
Wollmütze mit Ohrenwärmern

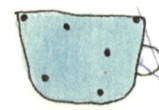
Lieblingsteetasse

BIBLIOGRAFIE

Matsuo Bashō, Der alte Weiher, aus: Roland Barthes, Das Reich der Zeichen. Aus dem Französischen von Michael Bischoff. © der deutschen Ausgabe: Suhrkamp Verlag, Frankfurt am Main 1981

Celtic Lullabies. Zusammengestellt von Jill Rogoff. CD, Ellipsis Arts 1994

Chuang-Tsu, Basic Writings of Zuangzi. Ins Englische übersetzt von Burton Watson, Columbia University Press, New York 1964

Gustavus Hindman Miller, Traumsymbole. 10.000 Träume erklärt und gedeutet. Ludwig Verlag, München 1996

The Planet Sleeps. Zusammengestellt von David Field. CD, Sony 1997

Monica Trápaga, She's Leaving Home, Lantern Books, Sydney 2009

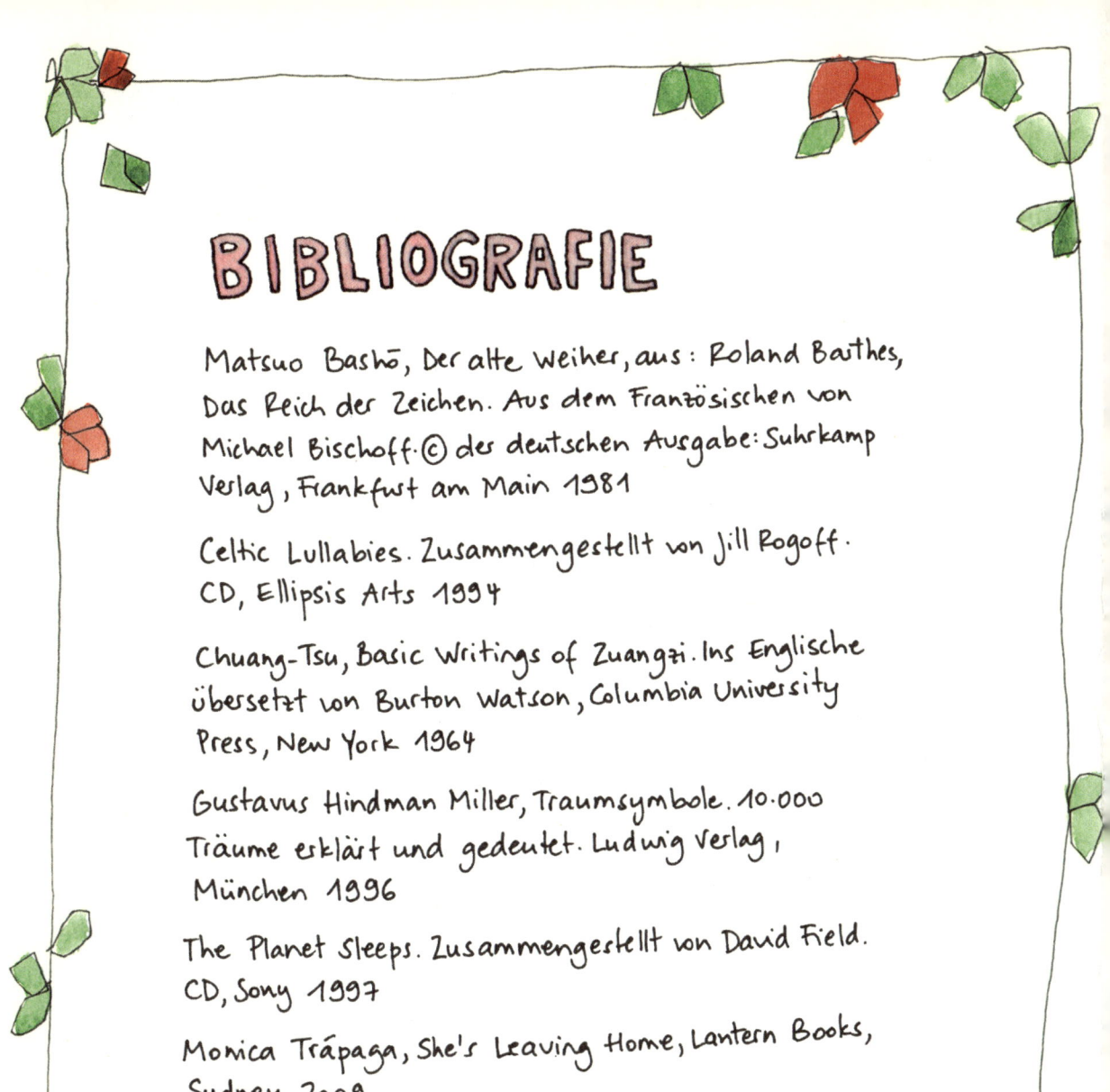

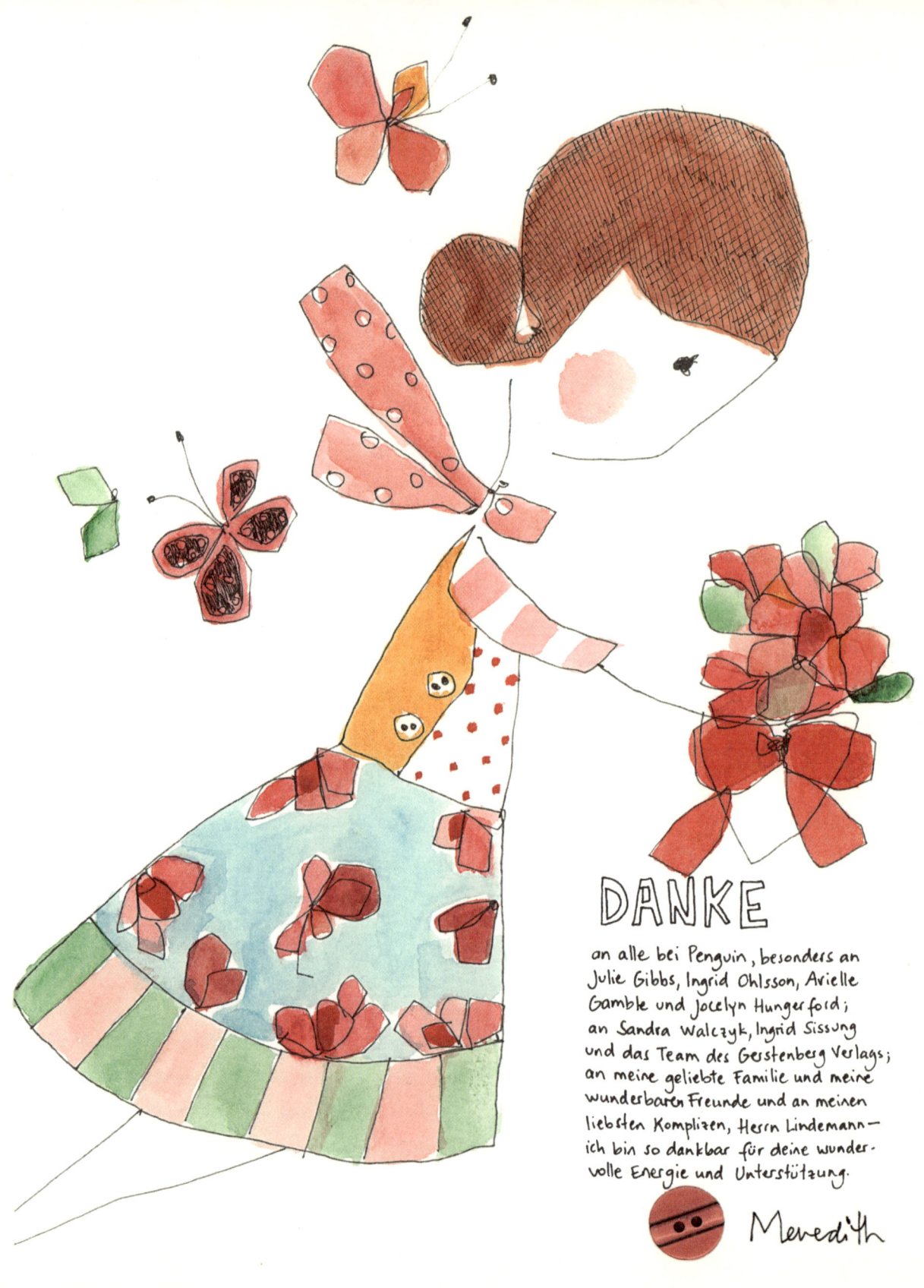